軌跡

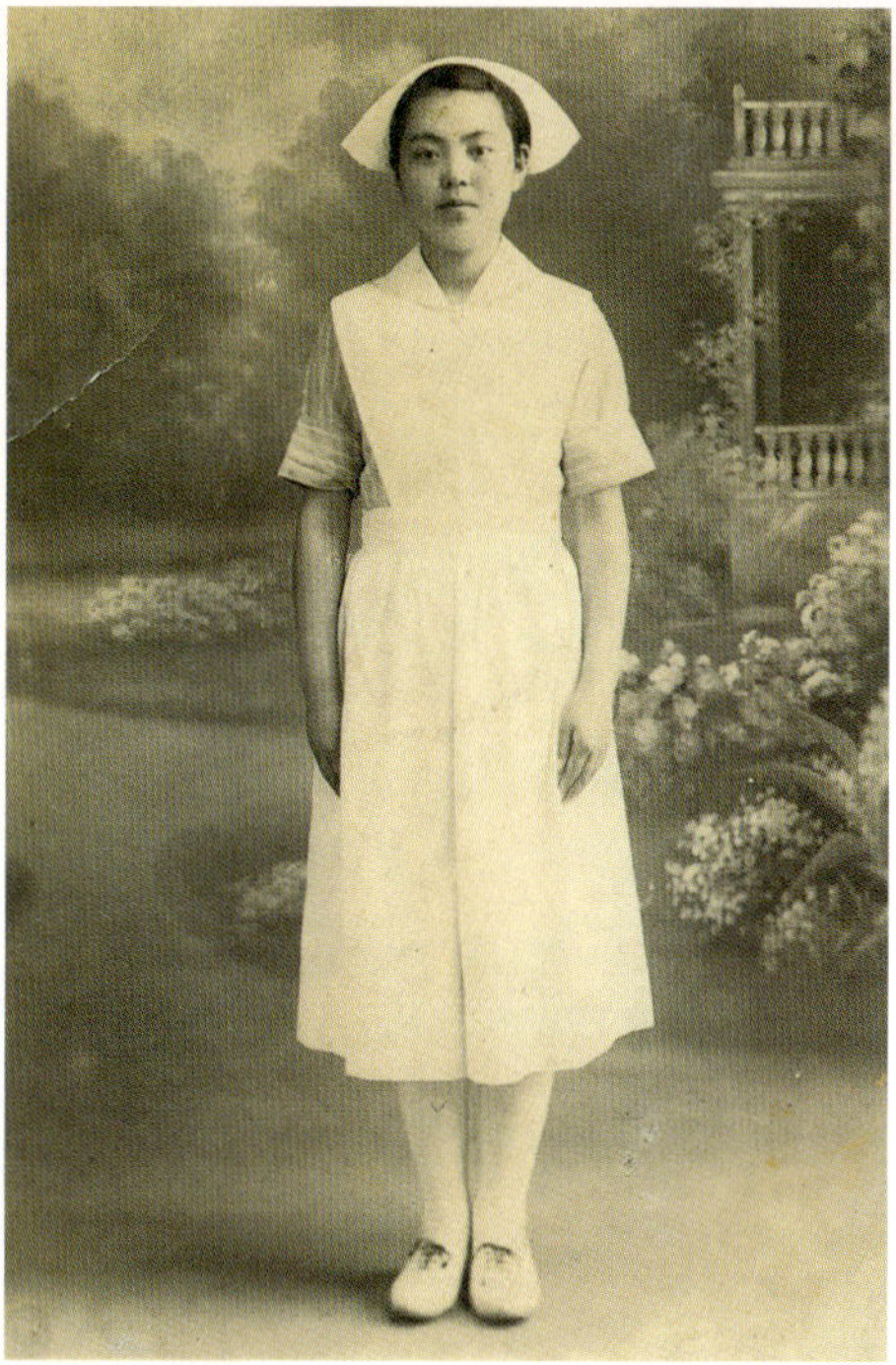

キャッピング（1943年）

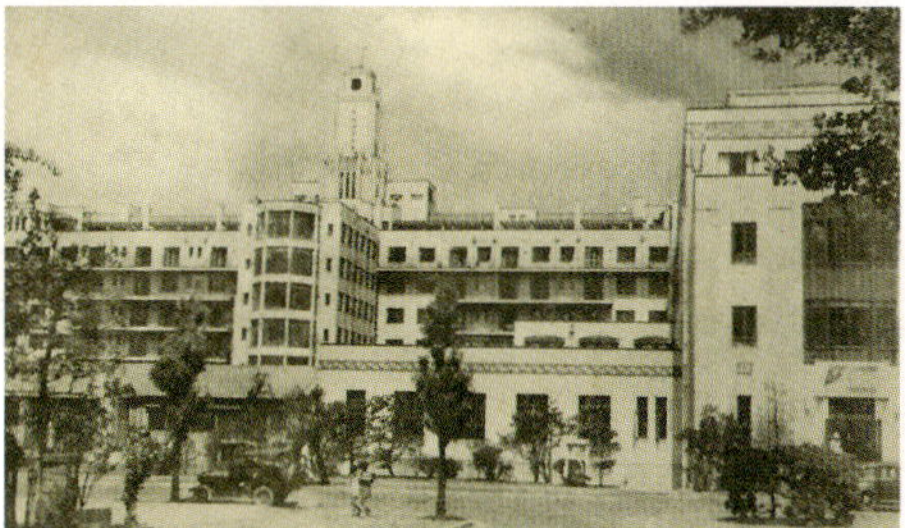

聖路加国際病院と看護専門学校（1946年）

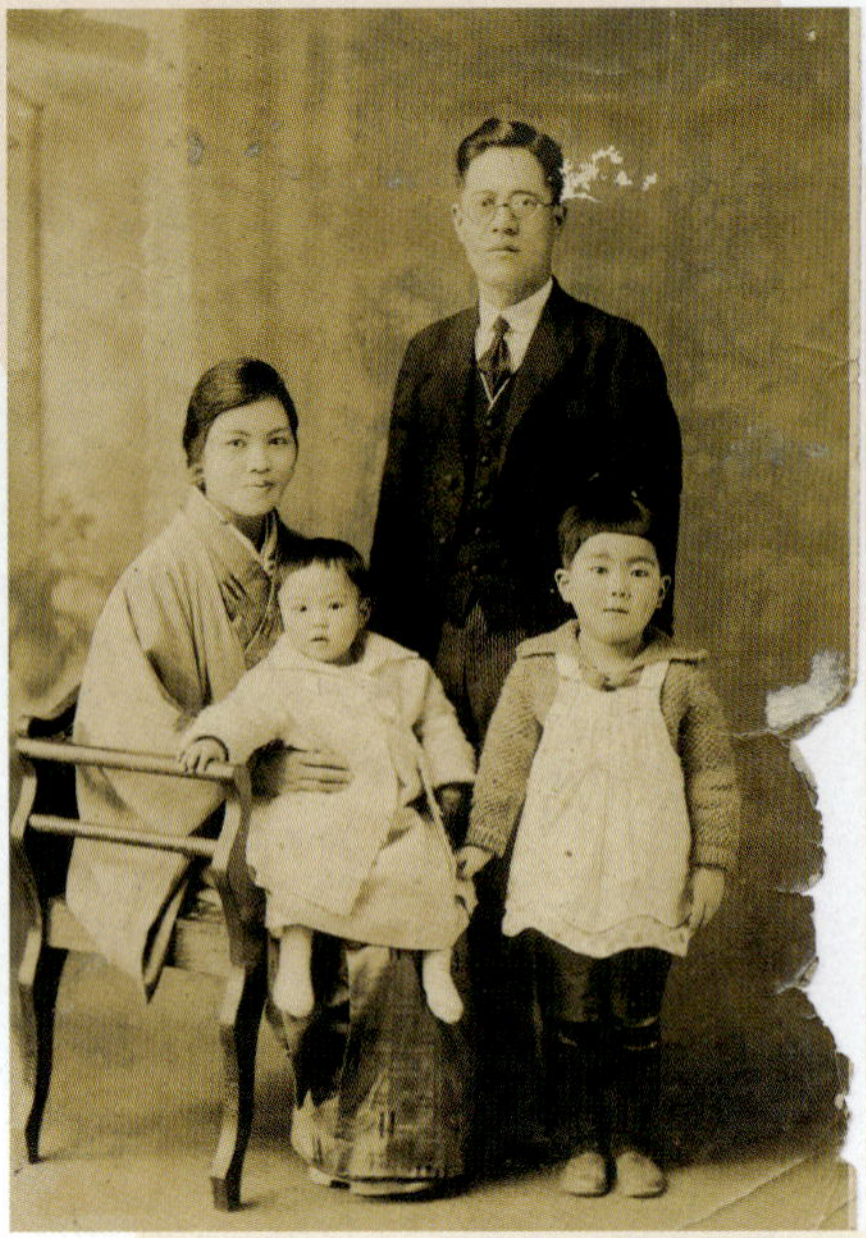

生後、家族と一緒に（1926年）

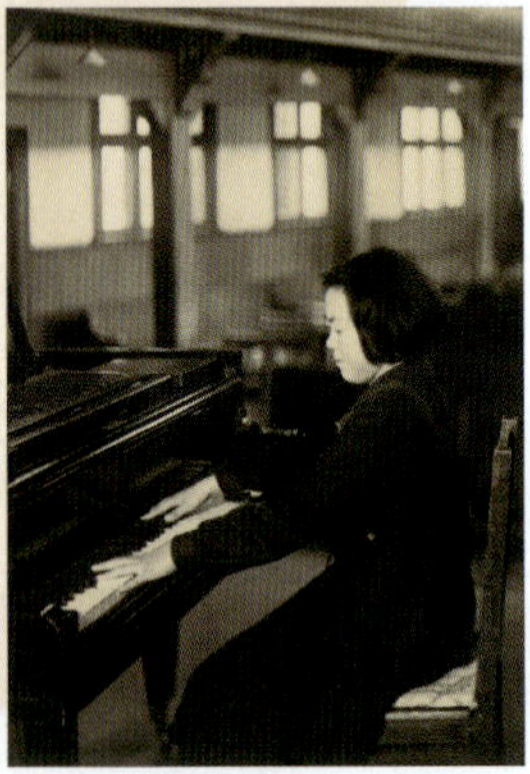

尚絅女学校時代、ピアノ演奏

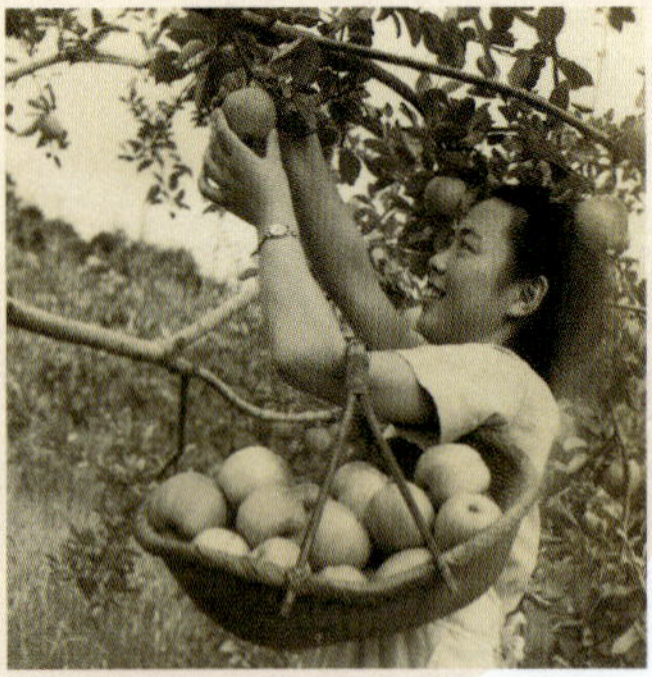

仙台基督教育児院、リンゴ園にて

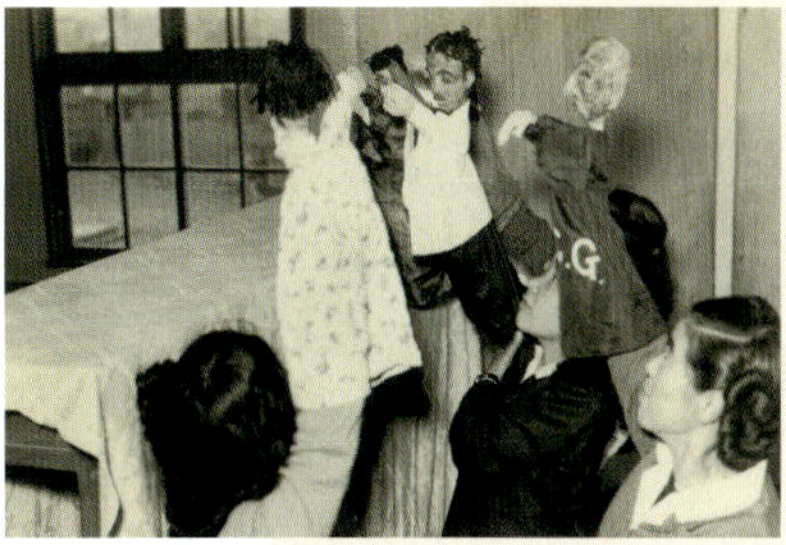

衛生思想普及人形劇（1949年）

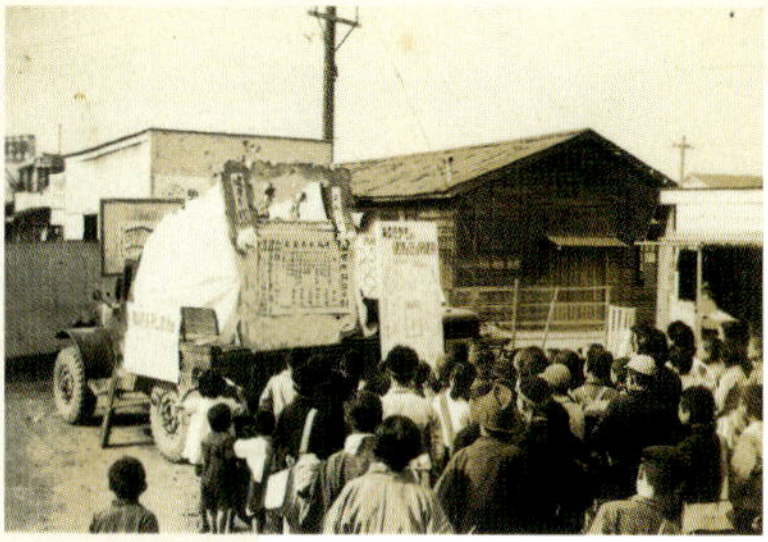

保健思想普及活動（1949～1950年）

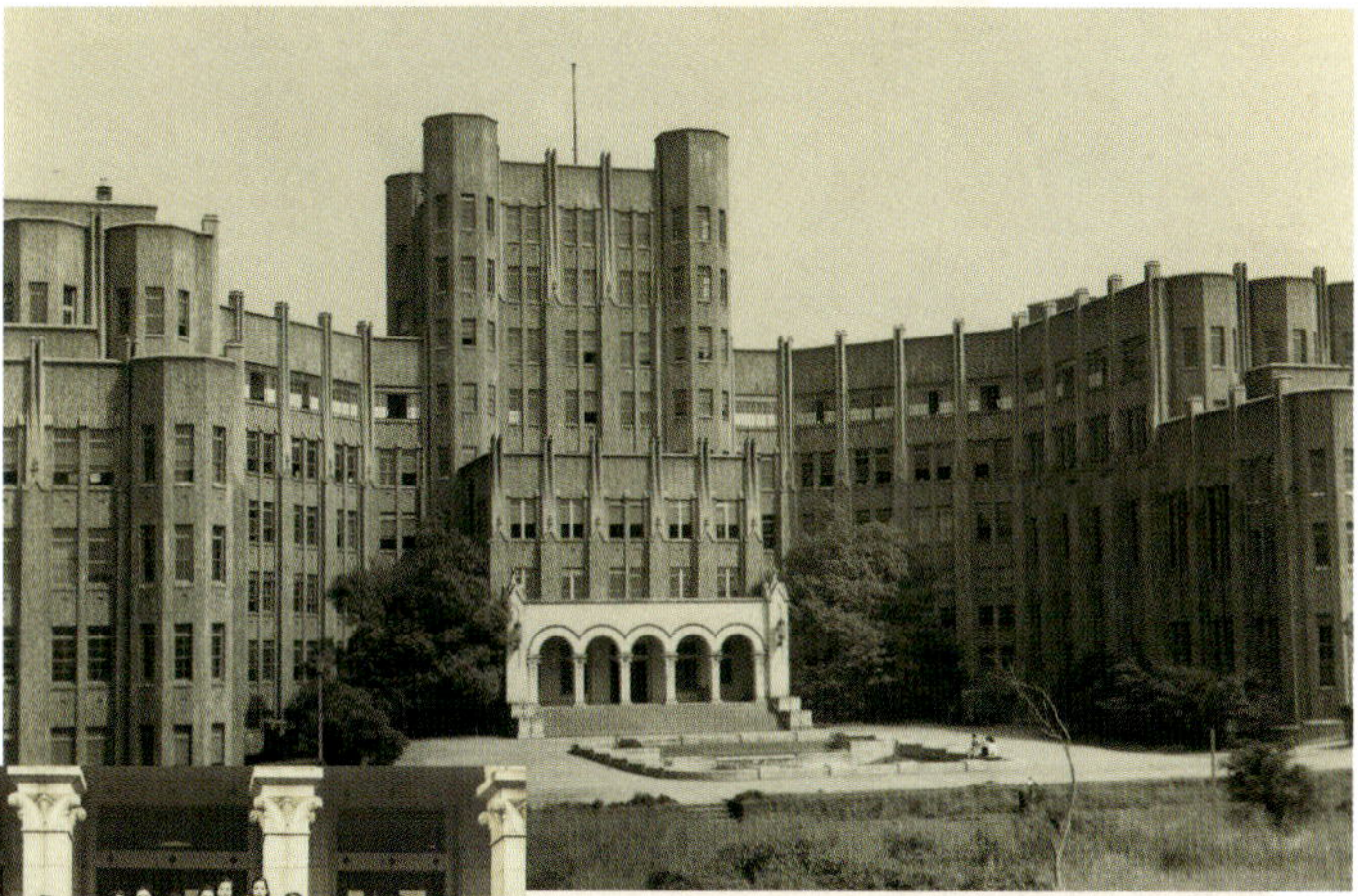

国立公衆衛生院

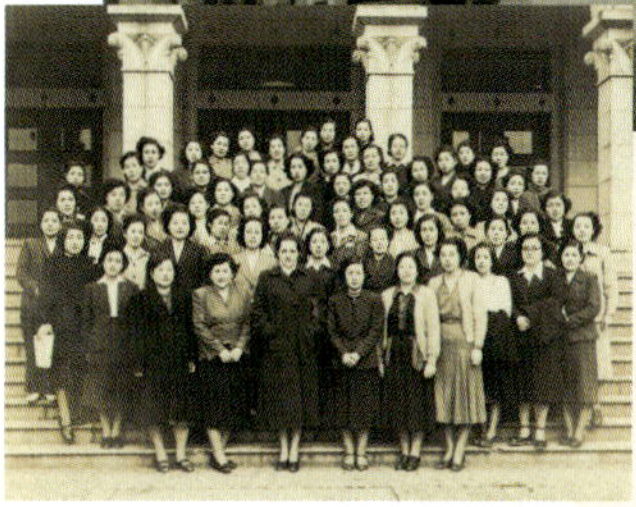

国立公衆衛生院研修（1954年）

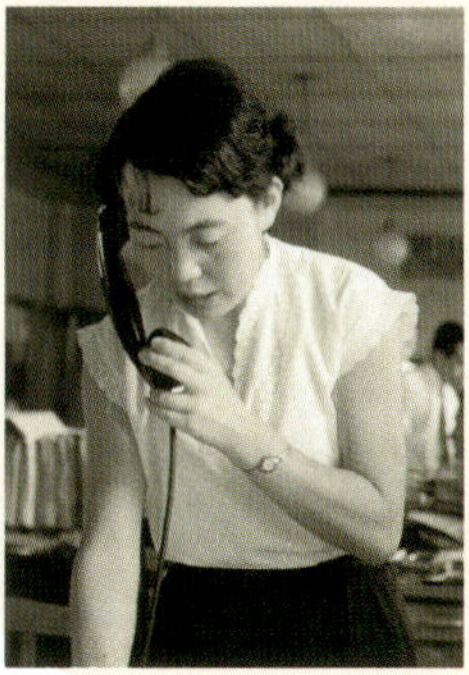

職場にて

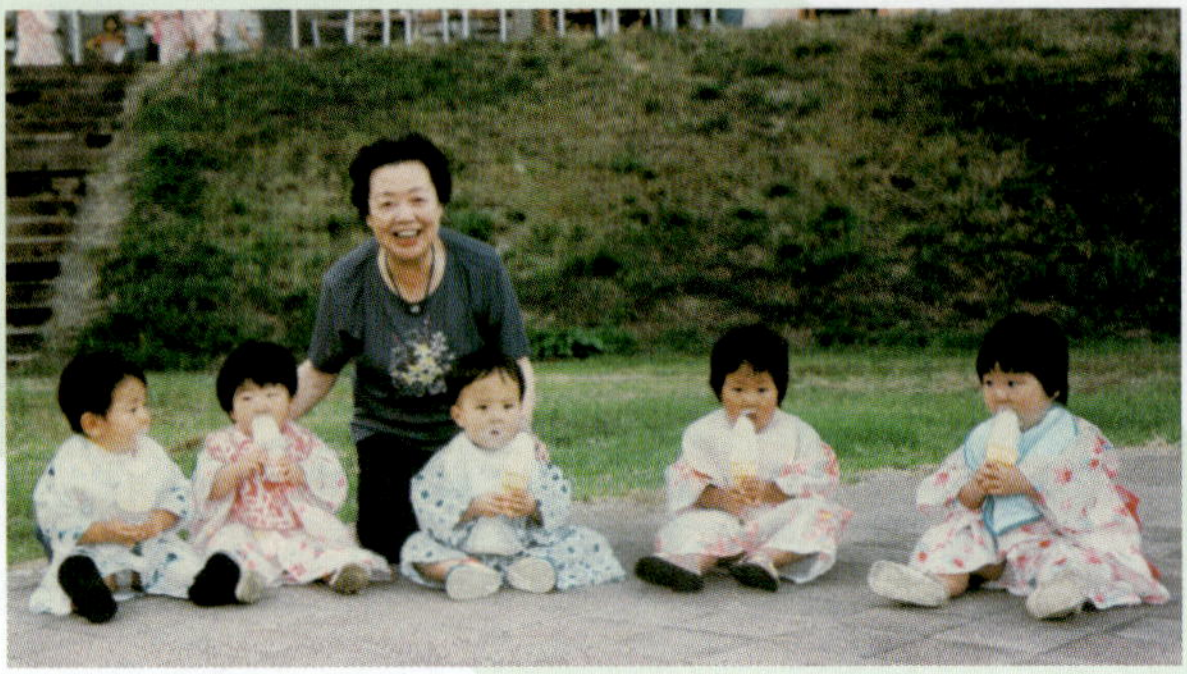

仙台キリスト教育児院の子どもたちと

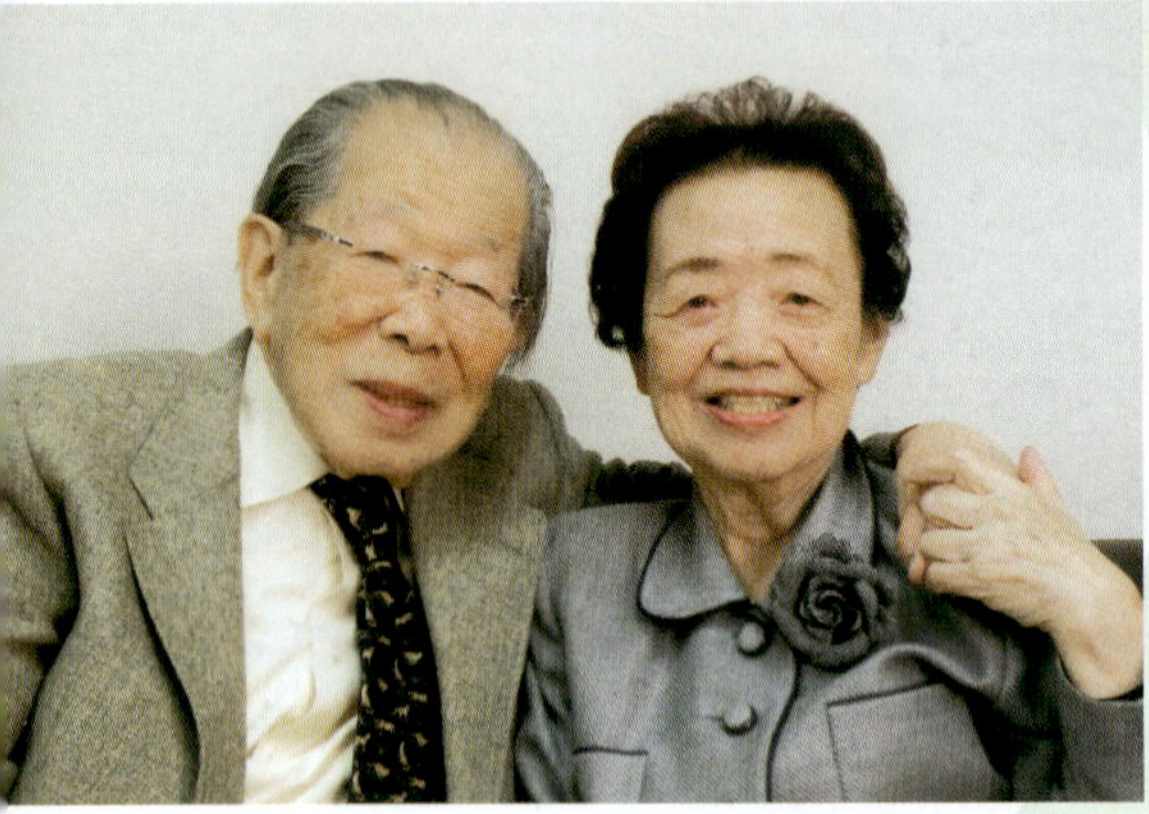

恩師日野原重明医師と（2012年）

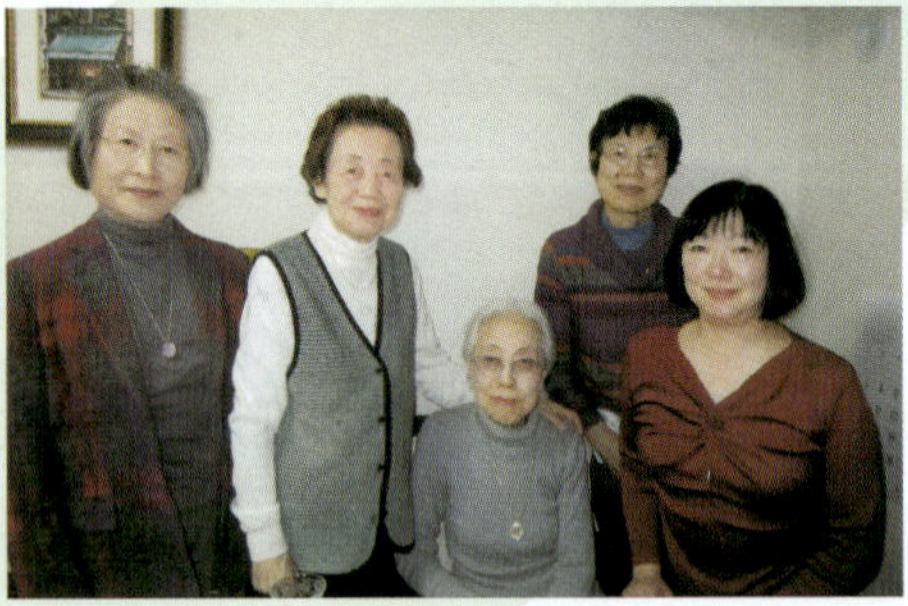

友人たちと（2013年）

保健活動半生記

～大坂多恵子の歩みとともに～

二〇一三年十二月二十日、金曜日、午後三時。インタビューのため大坂氏の東京宅のマンションを訪ねた。二週間前に近所の居酒屋まで一緒に歩き、お酒を酌み交わした大坂氏は、居間のテーブル席に座り笑顔で迎えてくれた。一時間ほどのインタビューが終わり、私たちが部屋を後にするとき、座ったまま、「今日はここでお見送りね」と申し訳なさそうにつぶやいた。春になったらお花見に行く約束をして別れたが、もはや自力では歩けないのだった。

この時、亡くなる二十日ほど前。大坂氏が力強く語った保健師へのメッセージを「はじめに」にかえて掲載する。

保健師へのメッセージ

大坂多恵子

――保健師さんに向けて、大坂先生が思うことや伝えたいことをお話しください

3つくらいあります。

ひとつは、意識調査をして、いろんな問題が出ていますが、何をしたらよいかわからない、ということ。厚労省からあれをしなさい、これをしなさいと言ってきてどうしようもない。そ

ういうことを言ってきても、ちゃんと自分が何をすべきかを知っていれば応えられると思うのですよ。保健師の考え方。自分は保健師として何をするべきかということを日頃からはっきりすべきじゃないかな、というのがひとつです。

それからふたつ目は、コンピュータぼけになってほしくない。コンピュータを使えば何でも地域のことがわかるなんて大間違い。足でかせぎなさいと言いたいです。足でね、自分で地域を回って、そして自分の目で確かめて、何が本当にこの地域で必要か。そして優先順位を考えてほしい。

昔、二局長四課長通知で、優先順位を言ったときにも書いてありますけどね。地域のニードの高いもの、それから二番目は予防可能なもの。三番目は自分の能力で解決ができるもの。四番目は保険財政に寄与するもの。その四つの視点から選びなさいって言ったのです。それは、今でも間違っていないような気がします。保健師として保険財政を考えなければならないんじゃないかなと思っているのです。

時代がずいぶん移り変わっています。今、誰が何に困っているというとね、八十歳以上、特に八十五歳以上の人たちがどうしていいかわからない。医者に行っても、若い人たちの健診ばかりでしょ。老人に関しては、健診じゃないのですよ。

それでね、三つ目はね、老人の相談にのってもらいたいということ。八十歳以上、八十五歳以上の人の相談相手を誰もしない。医者もしていない。それをね、これからの保健師にすごく期待するんです。というのは、本当にね、もううろたえて、病院に行ったらいいか、どうしたらいいか、この痛いのはどうしたらいいか聞いてもらいたいんですよ。保健師は高齢者の相談役になってほしい。今こそそれが一番大事な仕事じゃないかなと私は思っているんです。それがね、今の医療の中に抜けているんです。全部、健診、健診でしょ。健診じゃないんですよ、その人によって全部違うんですから。それをね、ちゃんと聞いてあげて、そしてその人に合った相談役になったらね、どんなにお年寄りが喜ぶかなあって思って。それが今の医療にも保健にも全部欠けているんです。その役を保健師が担うということ。これからの保健師がそれに目覚めなきゃダメだと思っているんです。そうするとずいぶん医療費だって変ってくるんじゃないかと。保健師は、お年寄の味方になって下さいと言いたいです。

二〇一三年十二月二十日（金）　於大坂多惠子氏東京宅

社会保険出版社　編集部インタビューより

はじめに　3

序章　11

第一章　生い立ち　19

子ども時代　20

父と母　27

尚絅女学校時代　39

聖路加女子専門学校時代　40

尚絅女学校の教師として　48

第二章　宮城県における保健活動　51
仙台市保健婦として　52
宮城県保健婦として　55
第三章　厚生省における保健活動　61
基準看護の実態調査・策定案づくり　64
二局長四課長通知「国民健康保険保健婦活動の業務指針」の作成と事後処理　65
保健婦活動の質の向上をめざした研修会の実施　74
社会保険病院の研修などへの協力　76
国庫補助金の国保保健婦と保健所保健婦との同額化　77
国保保健婦ステーションの設置　80
国民健康保険保健婦の活動に関する指針の作成　81
先駆的実践的活動に対する国保助成金の交付　82
保健婦家庭訪問活動用自動車の年間一〇〇台分一〇年間の予算化　83

老人医療問題懇談会より「今後の老人保健医療対策のあり方について」意見書の提出 84
市町村保健センター設置と国保保健婦の市町村保健婦への一元化・事後処理 88
保健婦の海外研修 91
全国市町村保健活動協議会の立ち上げと活動 92
保健文化賞受賞 94
第四章 退職後の保健・福祉活動 97
全国母子健康センター連合会における保健活動 98
仙台基督教育児院副院長、乳児院院長としての保健・福祉活動 100
終章 105

わが国における保健師（婦）活動の歩み　111
地域保健活動のめばえ　112
初期の地域保健活動と保健婦の誕生　114
戦時体制下における保健活動　118
戦後のＧＨＱ政策と戦後復興期における保健活動　119
高度経済成長期における保健活動　124
少子・高齢社会における保健活動　127
大坂多恵子を偲んで　135
あとがき　142
年譜　145
引用・参考文献　154

序章

二〇一一（平成二十三）年六月十一日、梅雨晴れの土曜の昼下がり、東京築地の聖路加看護大学（現聖路加国際大学）では二〇一一年度聖路加同窓会総会が開かれていた。全国各地から一二〇人あまりの卒業生が、年に一度の集まりを楽しみに参加していた。老若相和しての昼食の後、いよいよ当日のアトラクションの始まりで、当年八十五歳、一九四八（昭和二十三）年聖路加女子専門学校卒業の大坂多恵子が赤いジャケットに身を包み、にこやかにピアノの前に登場した。

演奏に入る前に、八〇年近い歳月、ピアノを趣味としてきたことや、聖路加女子専門学校（以下聖路加）に入学した当時のピアノにまつわる思い出を語った。

今から約七〇年前、音楽の道に進むことを夢見ていた私は、父の、「ピアノはいいけれども、プロには絶対なれないから苦しむことになる。趣味だったら楽しめるが」の言葉により音楽の道を断念し、音楽が盛んといわれた聖路加に、趣味のピアノが続けられると信じて入学した。ところがピアノは大講堂に一台しかなく、しかも施錠されていて学生は自由に弾くことができなかった。大変ショックを受け、私は入学一週間後に「ピアノが弾けないのでやめたい」と橋本校長に申し出たところ「一週間待ってもらいたい」と言われた。ほどなくして学校に新しいドイツ製のピアノが購入され、古いピアノは誰でも自由に弾けるようになった。そして今日の日まで続けることができた。

ピアノに向かった多恵子は、静かにショパンの「幻想即興曲」を弾き始めた。ピアノからは澄んだ美しい音色が響きわたり、瞬く間に聴衆をファンタジーの世界に誘なった。多恵子の左右の指が鍵盤の上で華麗に舞い、その演奏する姿は、音楽を心から楽しみ、湧き出る想いを曲に託しているかのようであった。聴衆は身動きもせず、音色に身を任せ、中には感動のあまり涙を浮かべて聞き入るものもあった。

曲が終わると同時に会場内は感動の渦に包まれ、ケビン牧師の「ブラボー」の声がかき消されてしまうほどの万雷の拍手がしばらくの間、鳴り響いた。

その拍手の中で多恵子の脳裏には、ピアノとの出会いや、音楽の道に進みたいと願った頃のことが走馬燈のようによぎっていた。

多恵子の人生には、いつもかたわらにピアノがあり、うれしいにつけ、悲しいにつけ心のよりどころとして、ピアノを友としてきたのであった。

わが国には、大勢の人々の健康をむしばんだ国民病といわれた結核、高い死亡率を占めた乳幼児や妊産婦の問題、そして明治以降、新たな海外との交流によって流入してきた腸チフス・赤痢などの感染症、成人病（現生活習慣病）や寝たきり老人、公害、精神障害者、難病などの健康問題が時代の変遷の中で次々と浮上し、それらを克服してきた長い歴史がある。

これらの健康問題に一〇〇年以上も前から住民に最も近いところで、真摯に取り組み、解決への努力をしてきたのが保健婦（二〇〇三年から保健師に改称）たちである。国内各地の都市、農・山・漁村、開拓地、離島などのあらゆる場所で、地域をまんべんなく歩きまわり、住民とともに健康問題に取り組み、保健活動を行ってきたのである。

その結果、一九一八（大正七）年に史上最高であった結核死亡率（対人口一〇万）二五七・一が二〇一一（平成二十三）年には一・七に、同じく乳児死亡率（対出生千）が一九一八（大正七）年の一八八・六から二〇一一（平成二十三）年には一・七へと驚異的な減少をとげ、わが国の保健衛生環境は著しく改善され、世界最高水準となった。

関東大震災、そして阪神淡路大震災・東日本大震災などの大災害発生時にその力を発揮したのも保健婦（師）たちであった。

今や三大生活習慣病の死亡が全死亡の六割を占める時代となり、保健師にとって保健指導のあり方は大きな課題となっている。また超高齢社会にあって保健・医療・福祉の連携による活動はますます重要となり、地域保健活動の新たな展開の中で、保健師たちのさらなる活躍が求められている。

本書は、戦後の保健行政にたずさわった大坂多恵子という一人の保健婦の人生を著したものである。多恵子は牧師の娘として生まれ、、育児院の子どもたちとともに育ち、尚絅《しょうけい》女学校、聖路加女子専門学校というキリスト教精神の学校で学んだ。二十二歳の時、数少ない保健婦要員として連合国軍最高司令官総司令部（General Head Quarter 以下ＧＨＱ）によって探し出され、保健活動に身を投じることになり、モデル保健所である仙台市中央保健所を皮切りに、宮城県、厚生省、そして七十八歳まで勤務した仙台キリスト教育児院・乳児院までの五五年間にわたる道のりである。

多恵子の仕事に対する姿勢は〝地域住民の健康を守り、住民が幸せに暮らすために自分は何をすべきか、何ができるか〟に貫かれていた。そして常に「だれのための仕事か、保健婦の役割は何か」を念頭に置き、地域住民の健康と生活を守るために、住民と真摯に向き合い、一緒に考え、ともに活動することをめざしていた。多恵子の人生を一言で表すならば〝愛の道〟であったと言えよう。

多恵子は亡くなる直前まで、講演などでの機会を捉えては、「保健師の仕事の原点は地域で行ってきた活動であり、地域に潜在する事例を掘り起こし、地域診断を行い、地域資源とのネットワーク形成や連携をとりながら、訪問指導などによる継続的・総合的支援を行う必要がある。保健師は『住民の暮らしの場に足を運び』、『住民と向き合い』、『住民とともに考え』、『住民とともに保健活動を展開する』ことが大切である」と全国各地で訴え続けてきた。

また多恵子は情熱と信念をもって、いかにしたらその第一線で活動する保健師たちに働きやすい環境を用意できるか考え、その指導力・行政能力を発揮して仕組みづくりに取り組み、国民の健康水準を高めることに貢献してきたのである。

保健婦業務の経験は聖路加の学生時代の実習のみという弱冠二十二歳の多恵子が、戦後のGHQの指導の下に大改革が進められている保健行政の真っ只中に放り込まれ、仙台市、宮城県、厚生省において保健婦長や課長補佐、保健指導室長として三三年間、伝染病・結核対策に始まり、慢性疾患、成人病対策、老人問題、母子保健などの保健活動に取り組んだ。そして厚生省退職後も七十七歳までの二二年間、母子保健を中心とした保健・福祉活動において重要な役割を担い、多くの成果を挙げた。

本書では、多恵子自身が語ったことや記述したものをもとに、生い立ち、学生時代、保健所・厚生省時代における保健活動、退職後における保健活動などについてできるだけ忠実に記した。

多恵子は八十五歳を過ぎ、高齢であったにもかかわらず、記憶が非常に明晰で、同じ話を何度聞いても全く差異がなく、驚かされることがたびたびあった。また、インタビューの前には、その内容に関する資料をしっかり読み、レジュメを作成し、相手のための資料も用意して臨むのが常であった。電話をかける際にも、事前に用件をメモにし、それからかけるという周到さであった。多恵子流の確実で、実効のある仕事ぶりがうかがえ、また、一期一会の精神で、一つひとつの機会をより有意義なものにするための心遣いが常にあったのである。

多恵子の力強い、魅力あふれる生き方、〝いかなる時も住民が第一〟で、〝いかにしたらその最前線に立つ全国の保健婦たちのために活動しやすい環境が用意できるか〟を考え続けた姿勢や、その実際の働きを知ることで、現代を生きるわれわれへの大いなる示唆、ことに保健師たちへの応援となることを願ってやまない。

当初、本書は大坂多恵子自身の著書として出版の準備を進めていたが、惜しくも二〇一四年一月十日、胃がんのため、その八十七歳の生涯を終えた。

そのため、聖路加の後輩である筆者が、多恵子が生前語っていたことを中心に、記述されたものを加えて本書にまとめることになったことを申し添えておく。引用した主な文献として、保健婦雑誌四二（三）「特集・国保保健婦の四〇年」（一九八六）や父大坂鷹司氏の著書「落ち穂ひろい」（一九九二）などがある。

なお、保健事業とその活動への理解を容易にするため、巻尾に「わが国における保健師（婦）活動の歩み」を置いた。事業の通史を踏まえた上で大坂多恵子の事跡に触れたいと思われる方は、こちらを先にお読みくださることをお勧めする。

名称などの表記は、現代のものに統一せず、その時代に使用されているものとした。

例／保健師 ↓ 保健婦、厚生労働省 ↓ 厚生省など

第一章　生い立ち

子ども時代

多惠子は一九二六（大正十五）年八月十五日、川崎バプテスト教会の牧師であった大坂鷹司と妻トヨの長女として神奈川県川崎市小川町七四番地に誕生した。すでに二歳年上の長男譲治があり、夫婦にとって初めての女の子であった。

父は一九二三（大正十二）年に、東京学院神学部在学中から応援していた川崎バプテスト教会の正式な牧師となり、同年、トヨと結婚した。父は、女子神学校に学んだ牧師でもある母トヨという力強い同志を得て、積極的に街の中に出向き、若者たちに声をかけたり、貧しい病人を見舞ったりして、さびれていた教会にしだいに多くの人々を呼び戻していった。ついには会堂を新築し、幼稚園を創設するまでに盛り返した。

母はいつも微笑をたたえ、誠実に、情熱をもって夫を助け、家にあっては二人の子どもを明るく、あたたかく育み、愛情あふれる家庭を営んでいた。

多惠子には三、四歳の頃の記憶として今も鮮明に憶えている出来事が二つあり、一つはすべり台の上からドイツの飛行船ツェッペリン伯号（一九二九（昭和四）年来日）を見たことで、二つ目は教会のクリスマスの光景である。クリスマスの日に大勢の人の前で母に教えてもらった詩の朗読をしたときに、なぜか大人たちが目に涙をいっぱい浮かべながら耳を傾けていたことである。それは次のような詩で、後年、多恵子自身がこの詩と同じ運命をたどることになろうとは知る由もなかった。

あの子のお目々は大きかったたっけ
あの子の家はじきとなり
あの子とよく遊んだっけ
あの子の母さん死んだっけ
あの時あの子は泣いたっけ
しょぼしょぼ雨の降る日だっけなあ。

一九三〇（昭和五）年十月、多恵子が四歳の秋、父は宮城県仙台市の仙台北星教会（現北三番丁教会）の牧師に就任することになり、一家は仙台市に引っ越した。父はそこでも新しく幼稚園を創るなどして情熱的に活動した。
四歳になった多恵子は、その北星幼稚園に一人で乗合バスに乗って通園し、のびのびと明るく楽しい生活を送っていた。その年、弟の誠が誕生した。
仙台に移って二年後の五月、父は恩師である*仙台基督教育児院（以下育児院）理事の川口卯吉博士から、運営者を失い、財政的に立ちゆかなくなった解散寸前の育児院の院長への就任を懇願された。母ともう一人の恩師である千葉勇五郎博士（38ページ参照）のほかは誰一人賛成するものがいない中、父は第七代院長就任を承諾した。そして一家は育児院のある仙台市北四番丁一六〇番地に引っ越した。

父は経営立て直しのために奮闘し、母も心身両面から夫を支え、身を粉にして育児院の子どもたちのために働いた。両親はますます忙しくなり、ことに母は子育てをしながら、育児院の院母として子どもたちをやさしく慈しみ育てていた。

多恵子は幼い頃からそのような両親を見ながら育ち、また、まわりに多くの大人達がいても、みな育児院の子どもたちの世話をしていたため、「私のことは誰も助けてくれないのだ、自分のことは自分で守らなければ」と子ども心に強く思っていた。外向的で、明るく物事にこだわらない性格で、同年齢の子どもに比べ、非常に自立心に富んでおり、そのような環境にあったためかどこか普通の子どもと違う醒めたところがあった。

学齢に達すると、育児院の子どもたちと同じ仙台市立上杉山通尋常小学校に入学した。その年に妹弥栄子が誕生し、一家は二男二女の六人家族となった。

多恵子は幼い頃からオルガンや讃美歌がいつも身近にある環境に育った影響もあり、音楽が大好きで、周りの人からもとても音感がいいと言われていた。そのためか毎週日曜日の礼拝で母が演奏するオルガンが下手だと思い、早く母に代わって演奏できるようになりたいと考えていた。小学一年生の時にオルガンを習い始めたが、体が小さくて足踏みもなかなかうまくできず、最初から大人用の賛美歌の本を弾くように教える先生のやり方になじめずにいた。

小学二年生から四年生までの担任であった田中よね先生は素晴らしい先生で、子どもたちにたくさんの歌を教え、子どもたち全員が音楽好きになるように教育したため、多恵子はますます音楽が好きになっていった。小学三年生の時に学校のグランドピアノに初めて触り、母に「どうしてもピアノを習いたい」と頼みこみ、女学校の音楽の先生から教えてもらえるようになった。このころから多恵子にとって音楽は特別なものとなり、歌うことや、ピアノを弾くことは何よりも楽しく、自分を夢中にさせてくれた。その後の人生においても、いつもなぐさめ励ましてくれる大切な友となったのである。

小学校は楽しく、特に音楽と体操が得意で、昼休みにはつるかめ算をして遊んだり、放課後は近所の男の子たちと外で元気に遊びまわった。家では歳の近い兄とよく喧嘩をしていじめられたが、決して負けていなかった。

小学三年生の時、両親がその年に生まれた妹百合子を伴い出張で上京した折、母が病気になって同郷の石垣しながが婦長として働く聖路加国際病院に入院することになった。回復して帰宅した母は「聖路加病院の看護婦さんは他の病院の看護婦さんと全く違っていた。まるで天使を見るようで、本当に立派な態度だった。将来、ぜひ多恵子を聖路加に入れたい」と家族に話し、その後も繰り返し何度も話していたため、多恵子は聖路加と聞くといやで耳を塞ぎたくなるほどであった。

一九三五（昭和十）年二月、老朽化した育児院の院舎を郊外の小松島の地に建て替えることになり、移転することとなった。それまで多恵子たち家族は、育児院の子どもたちと一緒に食事をしていたが、新しい建物では小家族制をとることになったため、一家は育児院一階の院長宅で暮らすことになった。両親は育児院の子どもたちと、自分の子どもたちを区別しない方針を徹底して貫いた。家族で出かけるということもほとんどなかったが、たまに出かけるときは、育児院から離れた場所で落ち合い、育児院の子どもたちにわからないように配慮していた。後年、父は母が亡くなった後の礼拝の折に、自分の子どもたちについて「親をなくし、これでやっと育児院の子どもたちといっしょになった」と話したことを多恵子は印象深く憶えている。育児院の子どもたちを誰よりも愛している父であったが、心のどこかでわが子には両親が揃っているという後ろめたさのようなものをもっていたのではないだろうかと、後に思った。

父はどんなに忙しくても夕食だけは家族と一緒に食べた。話し上手な父は、食事中、よく面白い話をして子どもたちを笑わせた。反面、とても気が短く、すぐ怒りだし、ことに礼拝の説教前の金曜日は魔の金曜日であった。一方、母はいつも静かににこにこと微笑をたたえ、誰に対しても一度も怒った顔を見せたことがない人であった。そのような愛情にあふれ、育児院の多くの子どもたちのいる賑やかな環境の中で、自立心旺盛な多恵子はのびのびと育っていった。

夏休みになると、多恵子たち兄妹は釜石の祖母の家を毎年訪れて、海や川で従兄弟たちと遊び戯れた。また、仙台市内で歯科医をしていた母の兄夫婦は、多恵子たちにとって本当にやさしい伯父と伯母で、歳の近い従兄妹もいたので小学校の頃は毎週末訪れてわが家同然に過ごしていた。伯父は毎晩晩酌を楽しみ、多恵子はいつもお酌をしながらいろいろな話を聞かせてもらった。後年、多恵子がこよなくお酒を愛するようになるのは、伯父の影響も大きかったのではないだろうか。

一九三七（昭和十二）年、多恵子が小学校五年の八月、母が妊娠中毒症で突然四十一歳の若さで亡くなるという衝撃的な出来事が起きた。多恵子は涙が枯れてしまうほど泣き、息ができなくなるほど悲しく、苦しくてどうしていいかわからなかった。多恵子は長女であったが、祖母や叔母たちの女手がたくさんあったため、弟や幼い妹たちの世話をしなくてもよかったので、伯父の家にしばらく滞在して母を亡くした心の傷を癒した。父は告別式で母のことを「ともに戦っておったものを失って」と述べ、遺された五人の子どもについて「多感なる少年時代に母を失ったが、人生の厳かな事実に直面したことにより、堅実な憐れみ深い人間になってくれればよいと思う」と述べた。

譲治十三歳、多恵子十一歳、誠八歳、弥栄子五歳、百合子二歳の五人の子どもたちと高齢の母、そして院児七〇名を抱えた父は、周囲の勧めにより再婚することとなり、育児院の保母であったイネが迎えられた。妹たちはすぐになついたが、大きかった譲治、多恵子、誠の三人は亡くなった母への思いから「イネさんを決してお母さんと呼ばないでおこう」と約束していた。

ところが、誠がイネの作ったカレーライスに陥落して「お母さん」と呼んでしまい、譲治と多恵子から「裏切り者」となじられたという。

そののちイネは多恵子たち五人の子どもと、自分の生んだ欣哉、美紗子に加え、姑の世話、そして育児院の院母としての仕事を、その深い愛情と強い忍耐力で乗り切り、終生しっかりと父と家族、育児院を支え続けた。仙台空襲の折には四〇人の子どもたちを連れて防空壕に逃げる際、五メートル程の崖下に落ちて肩甲骨を折ったり、慢性リュウマチに苦しめられたりしたが、決して弱音を吐かず、淡々と日常の仕事をこなした人であった。

＊仙台基督教育児院（現仙台キリスト教育児院）

一九〇五（明治三十八）年に東北地方を襲った大飢饉の際、多数の餓死者が出た。孤児、捨て子が二、〇〇〇人以上もあり、大変悲惨な状況にあったとき、一九〇六（明治三十九年）にアメリカから派遣された婦人宣教師で、女学校の館長でもあったミス・フェルプスが飢えに苦しむ棄て子七名を救済したのが始まりである。国内外より多額の支援を受けて市内北四番丁に院舎を購入したフェルプス院長は、二七〇余名の貧孤児を収容し、衣食住の生活の維持と生活指導ばかりではなく、孤児たちの教育を最重要視し、院内に小学校を開設して教育に当たった。以来鷹司が着任するまでの二七年間六代の院長により運営されてきたが、いくどもの経営危機に直面し、苦難の歴史を歩んできた。一九二四（大正十三）年からは経営困難のため解散が議論されてきていた。

父と母

父大坂鷹司の生涯

多恵子の父大坂鷹司は、岩手県釜石市の網元、大坂亀松とリンの長男として一八九七（明治三十）年に誕生した。

亀松は日清戦争に出征し、帰還後まもなく一八九六（明治二十九）年の三陸大津波で最初の妻と四人の娘の家族全員を失っており、リンもまた、その津波により母親や姉妹を失っていた。ともに家族を失った者同士が結婚し、夫婦は鷹司を含め三男二女に恵まれた。鷹司は満三歳になって初めて歩いたほどの虚弱体質であったが、その後は順調に発育し、長じて父の跡を継いで漁師になるため宮古の水産学校に進んだ。そして一九一五（大正四）年に卒業し、五年あまり、父や弟たちと家業に従事した。

鷹司とキリスト教との出会いは、二歳の妹がインフルエンザで死にそうになったことがきっかけであった。偶然路上で救世軍の人たちが慈善鍋を前に「信じるものは救われる」と説教しているところに通りかかり、わらにもすがる思いで「妹を助けて下さい。助けてくれたらヤソになります」と誓ったのである。そして水産学校時代に参加した佐藤卯エ門牧師の伝道集会で

「罪の値は死なり」の説教を聞き、強く心を動かされて罪を神の前に悔い、新たにキリストによって生きる者になった。その後、これも偶然のきっかけから生涯の師となる＊千葉勇五郎博士の「恐れることはない。今からあなたは人間をとる漁師になるのだ」（ルカ伝五章）の説教を聞いた鷹司は、この説教は自分のために話されているのではないかと運命的なものを感じた。その言葉は鷹司の心の奥深くに留められた。

母が病弱で家事をする人が必要であったことなどから、鷹司は二十二歳の時、通っていた教会の牧師に勧められて最初の妻セキと結婚した。二人は幸せな生活を送っていたが、その翌年、セキは長男出産後にかかったスペイン風邪であっという間に亡くなってしまった。悲しみにくれていたその時、突然、千葉博士の説教がよみがえり、自分と同じような不幸に泣く人々の心の友となろうと決心し、一九二〇（大正九）年二月、すべてを捨てて上京した。そして東京学院神学部の千葉院長を訪ね、決心を話し、入学を許されて牧師の道へと歩み出した。

鷹司は東京学院神学部（現東京神学大学）在学中から、川崎バプテスト教会を手伝っていた。教会員も少なく、独立した教会として成り立たず講習所となっていた教会を復活させるために、まず周囲にめぐらしてあった金網を取り除いた。そして青年たちに近づき、貧しい病人を見舞うなどして地域に溶け込んでいくうちに、しだいに人々が教会に親しみをもち、集まるようになっていった。そして卒業後は正式な牧師として就任し、ついには会堂を作り、幼稚園を開設するまで盛り返した。

一九二三（大正十二）年、千葉博士の勧めで千葉夫妻が娘同様に育んできた坂本トヨと再婚した。その年の九月に関東大震災が起こり、鷹司は救援活動として川崎に罹災者のための無料宿泊所を一か月間開設し、一、〇〇〇人あまりの人々を収容した。

日頃から鷹司は「祈りというのは実行しなければだめだ」とよく言っていたが、正に実行の人であった。川崎バプテスト教会での一〇年間の奉仕の後、一九三〇（昭和五）年十月、東京学院のもう一人の恩師であった川口卯吉博士の推挙により、仙台北星教会の牧師に就任した。そこでも布教活動はもちろんのこと、幼稚園を創設するなど積極的に活動を行った。

就任二年目の一九三二（昭和七）年五月、再び尚絅女学校校長で仙台基督教育児院の理事でもあった川口博士から、荒れ果てて閉鎖寸前の育児院の第七代院長に就任するよう懇願されたのである。賛成したのは妻トヨと千葉博士のみで、千葉博士からは「社会事業家の手腕による育児院経営というよりは、牧師のハートをもって子どもたちを育んでもらいたい」との後押しがあった。院長就任を受けるかどうか悩んだ鷹司が育児院にこっそり見に行くと、硝子戸の壊れた薄暗い建物の中で保母と子どもたちが肩を寄せ合って今にも泣きそうにしている姿があった。その惨めな光景を見て鷹司は院長就任を決意し、社会事業に身を投じることになったのである。

院長になった鷹司は社会事業や児童保護について学ぶため、精力的に研究会・講習会・協議会に参加した。また。育児院院長就任第一夜に、玄関に赤ん坊の捨て子があったことがきっかけとなって、皇室からの御下賜金を用いて十二月に乳児部も開設することとなった。

その翌年の一九三三（昭和八）年三月三日に三陸地方は大津波に襲われ、死傷者行方不明者約三、〇〇〇人、流失家屋約七、〇〇〇戸という大被害がもたらされた。鷹司はすぐに救援対策として被災地に五か所の臨時託児所を設置することを申し出、各託児所に二、三名の保母を送り、一〇〇日あまりの間に受託児延べ一万四、六六一名の世話をした。親たちからは、後片付けの足手まといになる子どもを預かってもらえたと大変感謝された。一九〇六（明治三十九）年の凶作、一九一三（大正二）年の冷害、一九三四（昭和九）年の不作時には山形県境の宮崎村の子どもたちを預かり、そのお返しとして戦後の食糧難の時代に育児院に米が届けられ、子どもたちのお腹を満たしてくれたこともあった。

東北地方は大昔からたびたび大津波や飢饉に見舞われてきたが、明治時代以降、被害が甚大であったものだけでも、鷹司の両親がそれぞれの家族を失った一八九六（明治二十九）年の三陸大津波、育児院創設の契機となった一九〇五（明治三十八）年の飢饉、一九三三（昭和八）年の津波、五四名の捨て子や孤児が被災地から育児院に送られてきた一九三四（昭和九）年の飢饉、一九六〇（昭和三十五）年のチリ津波がある。そして二〇一一（平成二十三）年三月十一日（金）に発生した東日本大震災については記憶に新しい。地震によって発生した津波やその後の余震で引き起こされた大規模地震災害で二〇一四（平成二十六）年三月十一日現在、死者一万五、八四四人、行方不明者二、六三三人、負傷者六、二一九人（総務省消防庁発表）にのぼっている。こうした災害のたびに東北地方の人々は勇ましく立ち上がってきたのである。
創立（一九〇六年）以来三〇年が経過した育児院の建物は老朽化し、修繕費がかさむようになってきた。育児院は救護法による公費の援助も乏しく、開設当初の海外からの寄付金もほとんどなくなり、経済的基盤を築くことが最優先課題であった。鷹司はその打開策として土地・建物を売却し、地価の安い土地を求めて移転し、得たお金で経営を立て直すことを考えた。一九三五（昭和十）年、現在の仙台市青葉区小松島に二万坪の土地を得、その丘の上に鷹司・トヨ夫妻の夢であった明るく健康的なアパート風の院舎が建設された。当時、全国の同様の施設の中には子どもたちに物品販売をさせているところもあったが、育児院では創立以来一度も、院児に物品販売をさせるようなことはなかった。また、鷹司が院長に就任して以来、朝夕の礼拝と日曜日ごとの礼拝が、一日も欠かすことなく守られた。（戦時中は中断したが終戦の日から再び礼拝が行われた。）

鷹司は育児院の子どもたちの食料確保と、自立への道である職業教育の一環として、院内に農場、玩具部、洋裁部を設けた。農業の専門家や養豚家の協力を得て、敷地内の農園で穀類、野菜類、果実類の栽培を始め、牧場では牛や豚、山羊、鶏、鯉などを飼って自給自足と収入の道を講じた。子どもたちは農場主任と農場職員の指導の下で仕事を覚えていき、それらの収穫物は子どもたちの胃袋と心を大いに喜ばせた。

玩具部では放課後、小学四年生以上の男子が集まって、国立工芸指導所から招いた専門家の指導を受けながら木工を学んだ。洋裁部は東京から指導者を招いて、義務教育を終えた女子に洋裁の技術を身につけさせた。同時に施設としての収入の道を得るために、トヨの母校である仙台尚絅女学校の制服の縫製を請け負った。また果樹園は、一九三六（昭和十一）年九月に鷹司が満州国新京で開催された日満社会事業大会に参加した折、旅順の養護施設を訪ね、施設のりんご園に案内されておいしく立派なりんごが出されたことが契機となって実現したものである。鷹司は食べながら、このりんごを仙台でも作れないものだろうか、院児のおやつとして与えたいものだ、もしできることならその利益で人件費をまかないたい、と考えた。帰国後、りんご栽培の技術員を迎え、宮城県で初めてりんご栽培に取り組み、見事成功した。

鷹司は労作教育を始めるに当たり、必ずそれぞれの分野の専門家を招聘したり、意見を聞いたりしながら進めていった。

一九三七（昭和十二）年十月、鷹司は仕事の上で右腕でもあり、最大の理解者であった妻トヨが、妊娠中毒症の子癇で一夜にして嬰児とともに亡くなるという不幸に見舞われた。その後三番目の妻イネと再婚することとなったいきさつについては前述した。

一九四二（昭和十七）年に全日本私設社会事業連盟の理事長であった丸山鶴吉が宮城県知事として赴任し、鷹司がそれまで連盟の理事として懇意にしていた関係もあり、時々馬でりんごや牛乳を試食するために育児院を訪れていた。

戦争が次第に激しくなる中、県から「基督教育児院」から基督教の名前を外すようにと再三再四厳しい命令があったが、鷹司は頑として断り通したため、軍部からにらまれることになった。そして軍が育児院を接収する話が出たとき、丸山知事より育児院内に職業軍人の未亡人たちのための軍人遺族会東京職業補導所の疎開の斡旋があり、受け入れることで軍の接収を免れることができた。

また、一九四五（昭和二十）年の敗戦によって戦災孤児、浮浪児が街にあふれ、その救護に当たるため、同胞援護会との協力の下に育児院内に四恩学園を併設し、院長や職員が嘱託となることで財政的危機を乗り越えることができ、閉鎖するまでの六年間に二三〇名の子どもたちの世話をした。戦後の食糧難の時代に施設の子どもたちに加え、四恩学園の子どもたちのための食料確保は大変なことであった。栄養失調で死ぬ子どもが多かったことから、鷹司は栄養改善を考えるために東北大学の栄養学の教授に相談したり、栄養士を雇ったりした。また、子どもたちの健康管理のために東北大学の医師に嘱託としてきてもらい、聖路加出身の中村しな（旧姓石垣）や多恵子の聖路加の同級生の大石よ志いの看護婦・保健婦とともに乳幼児健診や保健指導を行った。食料は進駐軍の残飯を再調理したり、屠殺場から家畜の内臓をもらってきて、それを調理してしのいだこともあった。

一九四七（昭和二十二）年から一九五二（昭和二十七）年までは米国からララ（ＬＡＲＡ／アジア救援公認団体）物資が届いた。また、来日したフラナガン神父の「日本の子どもも世界の子どもと同じように神の子であり、悪い子どもは絶対にいない。子どもたちには温かい愛情をもって、家と豊かな食事を与えよう。また子どもの自主性を尊重しよう」という呼びかけがマスコミに報道された。その年から赤い羽根共同募金運動が開始され、育児院も財政的支援を受けることができるようになった。一九五一（昭和二十六）年にはキリスト教児童基金（CCF）からの寄付も始まり、経営費の八割は国の措置費から、残りの二割がCCF・共同募金・教会関係でまかなわれるようになった。一九五三（昭和二十八）年八月当時の育児院の子ども数は一八三名で、年毎に増加して収容できなくなったため、幼児寮を新設することとなり、一九五五（昭和三十）年には阿部報公会の寄付により、乳児院を創設することができた。

鷹司は院長に就任して間もない頃から育児院の子どもたちを海水浴に連れて行っていたが、二十四年からは海の家を借り受けることができ、毎夏恒例の子どもたちの楽しみとなった。そしてそこでの地域の人たちとの交流は双方の宝物となったのである。

鷹司は、創立以来六十有余年の育児院の歴史を振り返り、「第二次世界大戦の末期から一九五三（昭和二十八）年までの一〇年間は、本当によく切り抜けてきたものだ、考えられないほどの苦難と試練の連続で、何度も〝もう駄目だ。これでおしまいか〟と思われることもあった」と述べているが、そのつど援助の手がさしのべられて乗り切ることができたのである。

鷹司がこれだけの大きな事業をなし得たのは、キリスト教の深い信仰と、決して諦めない熱い情熱と、誠実な人柄、強靭な体力、多くの人たちの応援、そしてどんなときにもその道の専門家の力を借りて進めてきたことが理由として挙げられよう。

鷹司は「過去に向かっては帽子を取れ。未来に向かっては上着を脱げ」という言葉を残している。過去を築いてきた人たちによって現在があるため、帽子を取って感謝し、未来に向かっては上着を脱いで汗を流して新しい気持ちで歩を進めて行きなさいという教えであった。

鷹司は休むことなく院舎改築、職員住宅の建設など育児院存続のための事業を遂行し、一九六五（昭和四十）年、創立六十周年記念式典を盛会に終え、八月、長男の譲治に院長職をゆずった。そして一九七一（昭和四十六）年六月、筋萎縮性側索硬化症のため、七十四歳の波乱に満ちた生涯を閉じた。常に悩む人、悲しむ人、苦しむ人とともにあって、一緒に涙し、一緒に笑った祈りの人生であった。

育児院は将来を展望して一九九七（平成九）年、法人名を「仙台基督教育児院」から「仙台キリスト教育児院」に、施設名を「仙台基督教育児院」から「丘の上子どもホーム」に、「仙台基督教乳児院」を「丘の上乳幼児ホーム」に改称した。

育児院は児童養護施設「丘の家子どもホーム」、「丘の家乳幼児ホーム」に加え、民間初の情緒障害児短期治療施設「小松島子どもの家」、国内初の情緒障害児のための「親子訓練棟」、特別養護老人ホーム「シオンの園」、地域小規模児童養護施設「かりんの家」、「小松島訪問看護ステーション」、「虹の丘保育園」などの新たな事業を立ち上げ、現院長大坂欣哉の下で鷹司の蒔いた種は確実に大きな実を結び、新たな歩みを始めている。育児院の児童指導方針は「喜ぶ者とともに喜び、泣く者とともに泣きなさい」（ロマ書一二・一五）である。

母大坂トヨの生涯

母トヨは一八九七（明治三十）年二月、岩手県金ヶ崎で坂本競、すて夫妻の三人兄妹の長女として生まれた。村長や小学校校長を歴任した父は、真面目なクリスチャンであった。トヨは温かい家庭環境の中で、恵まれた子ども時代を過ごした。幼少時は日曜学校で学び、長じて地元の水沢高等女学校に通ったが、病気のため退学することになった。その後、父の友人であり、当時＊尚絅女学校の主事であった千葉勇五郎博士に教育を託された。ブゼル校長の好意により尚絅女学校に入り、一九一八（大正七）年本科家政科第一回生として優秀な成績で卒業した。トヨはいつも微笑みをたたえ、明るく物静かな人柄で、ブゼルにも可愛がられ、英語やオルガンも身につけた。トヨは千葉勇五郎夫妻からキリスト者としての日常生活の規範を厳しくしつけられた。また、ブゼル校長などによる尚絅女学校のキリスト教教育の中で、平等の精神や尊厳、苦しみ悩む人々への奉仕と献身を教えられ、トヨの人格は形成されていった。父や、千葉博士、ブゼル校長の信仰に強い影響を受け、さらに大阪の婦人伝道師養成学校、パブテスト女子神学校に進んだ。

卒業後は女子神学校婦人伝道師として宣教師ミス・モーアの伝道を助け、日曜学校幼稚園などで保育の仕事をしていた。

一九二三（大正十二）年、親同然の千葉博士夫妻から愛弟子の大坂鷹司との縁談を勧められ、結婚することにした。後年、トヨが夫の育児院院長就任を強く後押ししたのは、尚絅女学校時代に育児院の級友がいて、しばしば訪問していたことがあり、育児院の子どもたちのことに強い関心をもっていたためであった。それが鷹司をして「私以上に育児院に関心をもっていた」と言わしめたのである。

死別するまでの一五年間、夫の行くところには必ず連れ添って、夫とともに歩んだ人生であった。

トヨは誠実で温かく、のどかな人柄で、教会や育児院で夫の仕事を存分に助け、夫が関係する婦人矯風会、禁酒会、そして愛国婦人会などのさまざまな団体の仕事もこなした。英語が話せたため外国人の通訳をすることもあった。育児院の院母として多忙を極める中、晩年のブゼルの世話をし、また、母校尚絅女学校同窓会会長代理としての役目も担うという多忙な生活であったが、洋装のおしゃれも楽しむ人でもあった。

トヨは一九三七（昭和十二）年、妊娠中毒症の子癇で嬰児とともに四十一歳という短い生涯を閉じた。

鷹司は多恵子に「トヨはいつも勉強している人だった。多恵子はそうならないで結婚したほうがいいかもしれない」と言ったことがあるという。

多恵子の外交的で、何事にも積極的な姿勢とその行動力・実行力は父鷹司から、そして明るく、おおらかな性格は母トヨから受け継いだものであろう。

＊千葉勇五郎

一八七〇（明治三）年生まれ。宮城県仙台市出身。一八九〇（明治二十三）年キリスト教徒となり、青山学院英語師範科を卒業後、アメリカのコルビー大学、ロチェスター神学大学院に留学した。一八九八（明治三十一）年に帰国して尚絅女学校の教頭となりA・S・ブゼル校長を支えた。一八九九（明治三十二）年東京学院（現関東学院）教頭に就任し、四谷バプテスト教会牧師も兼任した。一九〇二（明治三十五）年には同志社女学校に移り、教頭として教育内容向上のために働いた。一九三二（昭和七）年から一九三七（昭和十二）年まで関東学院院長を務め、その後、国府津教会の牧師や日本バプテスト教団（現日本バプテスト同盟）統理となった。著書に「説教学」（翻訳）、「パウロ研究」、「ヨハネ伝」、「黙示録の現代研究」などがある。

＊尚絅女学校（現尚絅学院）

一八九二（明治二十五）年アメリカバプテスト婦人外国伝道協会から派遣された女性宣教師たちによって、初代校長A・S・ブゼルを中心に、キリスト教による子女教育が始められた。以来一二〇年間にわたって「衣錦尚絅（錦を衣《き》て絅《けい》を尚《くわ》う）」の精神を重んじ、愛と奉仕の精神をもって他者と社会に対する責務を進んで果たす女性の育成に努め、現在、幼稚園から大学院までを有する総合学院となっている。

衣錦尚絅（詩曰、衣錦尚絅、悪其文之著也）は中国の「礼記」の編章である古典『中庸』の一節で、金や銀、色鮮やかな糸で織られた美しい着物を着ていたとしても、それを見せびらかせておごるのではなく、その上に質素な麻の打ち掛けをまとい、錦のきらびやかさをつつましく被うという君子の道を説いた言葉である。

尚絅女学校時代

小学校を卒業した多恵子は一九三八（昭和十三）年四月、母の母校である尚絅女学校に入学した。女学校は非常に音楽的環境の整った学校で一〇台以上ものピアノがあり、生徒たちも自由に弾くことができた。ピアノは本当に好きだったので毎日真剣に練習し、指を守るためにバレーボールなどのスポーツはしないようにしていた。

多恵子はあまり勉強をしなかったが、要領がよかったのかそれなりの成績をおさめていた。授業中に先生の目を盗んで弁当を食べたりするところがある反面、生徒たちの先頭に立って「先生たちの言いなりでなく、自分たちで考えて行動しよう」と呼びかけて学生自治会を発足させたり、夏休みに一年生を引き連れて宮城農学寮へ通い、サツマイモを栽培したりした。女学校時代の一番辛かった思い出に、一九四一（昭和十六）年十二月八日、太平洋戦争開戦の日のことがある。ビックスビー先生の英語の時間の初めに〝Forget- me- not（忘れな草）〟をみんなで歌った。そして東条首相の開戦の放送を聞いたあと、外人の先生たち全員が捕虜収容所に連行されるのを見送ったことである。

女学校は五年制であったが戦時下で四年に短縮され、多恵子はいよいよ将来の進路を決めなければならない時がきた。前述したが、父に音楽の道に進みたいと話し、音楽は趣味であれば慰められるがプロになると苦しむことになるのでやめた方がいいと言われ、やむなく亡き母の願いでもあった聖路加女子専門学校に進むことにした。聖路加は毎日音楽コンクールの合唱部門で入賞したことがあるほど音楽が盛んと聞いていたからである。

聖路加女子専門学校時代

一九四三（昭和十八）年四月、多恵子は亡き母がかつて、聖路加国際病院に入院した折に世話になった石垣しなの勧めと、仙台出身の*聖路加女子専門学校（戦時下で校名を興健女子専門学校に改称）橋本校長の母や弟と父が親しくしていたことから、二人の強い勧めもあり、聖路加を受験することにした。入学試験は一日目が筆記試験・面接で、翌日は丸一日かけて身体検査を受けた。そして無事入学することができた。

多恵子は尚絅女学校と同じようにピアノが自由に弾けるのを楽しみに入学したにもかかわらず、聖路加には大教室にピアノが一台しかなく、しかも鍵がかかっていて生徒は自由に使うことはできなかった。入学直後にそのことがわかり、多恵子は「間違って入学してしまった」と後悔した。敷地内にあった橋本校長の家を訪ね「せっかく入れていただいたのですが、ピアノが弾けないので辞めさせていただきます」と告げた。ところが「まあお入りなさい」と家に招き入れられ、戦時中であったが紅茶と手づくりのクッキーが出され「しばらく待ちなさい」と説得された。そして一週間後、学校にドイツ製の新しいピアノが購入され、古いピアノは学生たちが自由に弾けるようになった。当時、ピアノは仙台では庭付きの家が二軒買えるほど高価なものであったため、多恵子はもう学校が嫌になっても辞めることはできないと思った。

聖路加は橋本校長をはじめ、教員や学生たちも音楽を愛する校風で、年二回、一階大教室で音楽会が催されていた。

教員は教務主任がミス・ホワイトであったが休暇で帰米中のため、湯槇ますが代行していた。ミセス・トウム（外科看護）、ミセス・ファーター（小児看護）、ミセス・カワムラ等の外人教師と、日本人の先生方が教育に当たり、外人の先生の授業には通訳がついた。薬理学、解剖・生理学は日野原重明医師で、その他、各看護法や保健などを学んだ。

百二歳（二〇一四年春現在）の日野原医師とは、その後の長い人生で、公私ともものつきあいが続いた。ことに亡くなる一年前にがんを発病してからは、何度も励ましやなぐさめの手紙、病室への見舞いがあり、多恵子は日野原医師を心のよりどころとしていた。

体操の時間には頭に本を載せ、まっすぐ一本線を歩いて姿勢を正す練習をさせられた。

松沢病院での精神科看護の実習は特に印象深く、週に一度、村松常雄先生の精神衛生の臨床講義があり、インターンと一緒に聞いていたが、「この病名は？」と聞かれると、看護学生はよく患者に接していたのでわかったが、インターンは答えられないという場面が何度かあった。また、忘れられない思い出に、精神科病棟で非人道的な電気ショックがたびたびなされていたことと、戦前の著名な思想家O氏の受け持ちとなり、散歩の折「日本の進路はこのままでいいのか」と国家論を熱く語るのを聞いたことなどがある。

聖路加は開設当初から教育課程に個人衛生学、社会衛生、公衆衛生を開講し、日本にまだ保健婦制度がない時代にあって、アメリカからミス・ヌノを招聘し、予防と保健を含めた公衆衛生看護を教育していた。その後の保健婦教育のモデルとなった公衆衛生看護の授業では、多惠子は地域看護と公衆衛生活動、健康教育教授法が面白く、また、疾病予防、生命（寿命）の延長、健康増進を図ることなどに非常に興味をもった。健康教育教授法は文部省から講師の先生がきて、色々な、素材を使った人形づくりを学ぶことができた。この授業は、後年宮城県から派遣されて国立公衆衛生院の研修に上京した折、指人形劇を健康教育に生かせないかと考え、人形劇団「プーク」に通って勉強するきっかけにもなり、やがて、後の学校や保健所での健康教育におおいに役立った。

聖路加の教育は非常に厳しく、授業と実習が一体化していて一年次、二年次ともに長時間の病棟実習があった。二年次後半の実習では学生にジェネラルという大部屋で婦長代理をまかせ、患者の食事管理、服薬管理、看護婦の勤務時間管理を経験させた。この実習は大変だったが面白く、看護の基礎を身につけることができる非常に有意義な実地訓練であった。この実習で鍛えられ、看護に本当に興味をもつきっかけにもなった。橋本校長から、折に触れ「聖路加は将校を教育するところである。」と聞かされていたが、そのことが実感できる教育であった。

聖路加国際病院では、戦争下で多くの物資が不足していたにもかかわらず、角の取れたアイスボールもあり、水道からは熱いお湯が出ていた。個室の患者さんには保温用のステンレスの蓋をしたビーフステーキが出されていた。

一方、学生たちの食事は食料不足のため、ティーカップにご飯少しとデントコーンという家畜用トウモロコシを入れたものと、栄養補給のためバター一〇グラムとジャムがついているだけのものであった。夜九時に舎監の先生の点呼があり、コップを持参すると砂糖をスプーン一杯もらえ、紅茶や豆乳を入れて飲ませてもらえたことがとてもうれしかった。

寄宿舎は二人部屋で、多恵子は整理整頓が苦手で苦労したが、寮生活はとても楽しかった。学生は重いものを持ってはいけない、寄宿舎以外ではほうきを持ってはいけない、それらはメイドのする仕事であると教えられ、自分たちの部屋のみ掃除した。後にＧＨＱの指導で、東京看護教育模範学院として日本赤十字女子専門学校（以下日赤）と合同の教育が行われた際、日赤の人たちが長いユニフォームをたくし上げて「おみがき（床磨き）」をしているのを見て驚かされた。多恵子は、「おみがき」を通して心を磨かせる意味があったのではないかと後になって思った。

戦争が次第に激しくなり、空襲警報が鳴り、真っ暗な中でも寄宿舎の五階から降りられるように階段の数を覚えたり、六階の小児科から赤ちゃんを抱いて降りる避難訓練を行った。空襲の激化とともに、学徒動員で飛行機工場など色々なところに行かされたが、橋本校長が「病院に傷病者がたくさんくるので、病院実習を動員の代わりにしてほしい」と交渉し、工場には行かずにすむようになった。実習と授業を含め一日八時間だったのが一〇時間となり、ほとんどが実習に変わっていった。

一九四五（昭和二十）年三月十日の東京大空襲では、築地に海軍経理学校があったためか被害が大きく、聖路加には地域の負傷した住民が多数運び込まれた。病院のチャペルやロビー、学校の地下体操場にも負傷者が収容され、多恵子たち学生は被災者の看護に当たった。頭部をやられて頭蓋骨に手が入るほどひどい傷の人の手当もさせられ、戦争の酷さを思い知らされた。終戦直前に空から撒かれたビラには、聖路加は空襲で焼かない代わりに、アメリカが勝ったら一番先に接収すると書かれてあった。

三年生の七月、仙台の父から育児院の保母たちが徴用でいなくなったので手伝ってほしい旨の手紙があり、多恵子は休学して仙台に戻ることにした。

育児院を手伝いながら保母の資格をとり、帰るところがなく育児院に残った三七人の子どもたちと一緒に寝起きしながら世話をした。戦時中であっても育児院では子どものためにひな祭りなどの行事を行い、多恵子は歌を教えたりした。仙台空襲の際は助手のカネちゃんと背中に二人ずつ背負って、腕には二人の子どもを抱いて逃げた。そして終戦となり、八月十五日の玉音放送を聞き、多恵子は「戦争が終わった」と心からうれしく思った。その日、少しあたりが落ち着いた後、多恵子は久しぶりにオルガンを弾いたところ、戦争未亡人の婦人たちがオルガンのまわりに集まってきたのも忘れられない思い出の一つとなっている。

戦後、舞鶴や博多に引き揚げ船が着くと、多恵子は父の代理で何度か孤児を受け取りに出かけたこともあった。そのようなときにも、多恵子は土産に博多人形を買ってきて周囲を驚かせた。

聖路加では、終戦間もない九月に聖路加国際病院と聖路加女子専門学校の建物がＧＨＱによって接収され、米国陸軍第八軍第四二病院となった。そのため、学校は当面休校となり、学生たちは郷里に帰された。しかし一か月後の十月には呼び戻され、隣の中央保健所の一部を借り受けて授業が再開された。

保母の仕事は毎日子どもたちと一緒でそれなりに楽しかったが、世の中が少し収まってきたこともあり、父から「学校を途中で放っては駄目だ」と言われ、一九四七（昭和二十二）年三月三日、ララ物資が届いた日に、聖路加（当時は東京看護教育模範学院）の二年次に復学するために上京した。解剖学や保健、看護などの授業は、一年次に習ったときはよく理解できなかったが、復学して学んだときには本当によく理解でき、とても面白かった。

その頃厚生省の金子光が来校し、学生たちを前にして「近く保健婦助産婦看護婦令が法律になり、この法律で保健婦助産婦看護婦の資質の向上と公衆衛生の普及・向上を目指している」などと立て板に水を流すように話した。多恵子はよくわからない点もあったが、疾病予防・生命の延長・健康の保持増進ということに関心があったため、金子の話は非常に興味深く、感動をもって聞いた。

一九四八（昭和二十三）年三月、多恵子は東京看護教育模範学院と聖路加女子専門学校の二つの卒業証書をもらって無事卒業した。卒業式が終わった後に全員が集められ、文部省から係官がきて中学・高校の保健・理科・家政科の無試験検定を受けた。課題は時勢を反映して「納豆の作り方」や、「さつまいもの活用・調理法」などが出題されていた。

多恵子は復学して二年下のクラスに入ったため二学年にわたる友達ができ、終生、両方のクラスメートとの交流が続けられたことはとても幸せなことであった。

＊聖路加女子専門学校（二〇一四（平成二十六）年四月聖路加国際大学に改称）
一九〇〇（明治三十三）年に弱冠二十四歳の宣教医師ルドルフ・ボーリング・トイスラー（一八七六年―一九三四年）が米国聖公会から派遣され来日した。彼によって、一九〇四（明治三十七）年に東京築地に聖路加看護婦学校が開校された。トイスラー医師は「日本の医学の水準は世界のレベルにあるが、患者が回復できないのは看護が不十分であるためである。医学的立場から言って今の日本に最

も重要なニーズは看護婦の技術の向上と、品位教養と社会的地位を高めることである。応用医学の真髄は訓練された看護婦のサービスにあり、近代的病院、あるいは、クリニックの成功はまさに看護スタッフの技術（skill）にかかっている」と考え、二年間の米国式看護教育を開始した。一九二〇（大正九）年に米国からアリス・セント・ジョンを招聘し、聖路加国際病院付属高等看護婦学校を開校し、専門看護婦養成をめざした。入学資格は「高等女学校卒業又は之と同等の資格を有するもの」で、修学年限は三年であった。一九二七（昭和二）年には本科三年、研究科（公衆衛生看護専攻）一年をもつ四年制の聖路加女子専門学校となり、わが国唯一の看護教育における最高学府としての教育を行った。研究科では公衆衛生看護婦を養成し、病院には公衆衛生看護部を設置し訪問看護などの活動をしていた。戦時下で、一九四一（昭和十六）年校名を興健女子専門学校に改称したが、一九四五（昭和二十）年十二月に元の名前に戻った。しかし、再び一九四六（昭和二十一）年六月、ＧＨＱは看護の専門レベルを高めるために日本赤十字社救護看護婦養成所を日本赤十字女子専門学校として聖路加女子専門学校と合同の東京看護教育模範学院を作った。この学院は一九五三（昭和二十八）年まで続いた。

聖路加国際病院はトイスラー医師によって、以下の設立の精神の下に創設されたものである。

「キリスト教の愛の心が人の悩みを救うために働けば、苦しみは消えて、その人は生まれ変わったようになる。この偉大な愛の力を、だれでもがすぐわかるように計画されてできた生きた有機体がこの病院である」

This hospital is a living organism designed to demonstrate in convincing terms
the transmuting power of Christian love when applied in relief of human suffering

（一九三三 Rudolf Bolling Teusler）

創設以来、百有余年、聖路加国際病院は一貫して、いかなる時も患者を中心とした医療を行うことをめざして歩み続けている。また、聖路加の学生たちは「最善をつくせ、しかも一流であれ〝Do Your Best And It Must Be First Class.〟」の精神の下に教育されてきた。九五年の歴史の中で聖路加国際大学は短期大学から看護大学に改組され、看護学研究科博士前期・後期課程、看護実践開発研究センターを有するまで発展してきた。

尚絅女学校の教師として

卒業後、多恵子は仙台に戻り、四月から母校の尚絅女学校の教師として中学生に家政科保健を教えることにした。学校では生徒と一緒に楽しく過ごし、仕事を終えて帰宅してからは、育児院の子どもたちに発声練習からはじめ、コーラスや英語の讃美歌を教えた。子どもたちの声は本当にきれいで、ウイーン少年合唱団を目標に教えていた。毎週日曜日の朝六時から子どもたちを連れて仙台市内にある三か所の進駐軍の教会をまわり、英語で賛美歌を歌い、米兵やその家族の感動を誘った。毎週違う賛美歌を用意し、歌い終わると寄付が集められ、一か月で二十三万円以上の額にのぼった。当時、公務員の課長級の給料が二万円前後であったが、一ドルが二七〇円（翌年には三六〇円）と高かったためであろう。

わが国は太平洋戦争で敗戦国となり、連合国軍の占領下に置かれ、*ＧＨＱによる改革が進められたが、その一つに後れている医療や公衆衛生、医療制度の改善があった。一九四七（昭和二十二）年に保健所法が改正され、一九四八（昭和二十三）年には保健婦助産婦看護婦法が制定された。公衆衛生福祉局長サムス准将（後に中将）は、保健所を将来的に人口一〇万人以上に一か所づつ設置することにし、まずは都道府県に一か所、その見本となる保健所を作る計画を進めた。その担い手として、全国に散らばる聖路加の卒業生が探し出されていた。宮城県には、かつて聖路加国際病院で婦長をしていた石垣しなと多恵子の二人が在住していた。

教師として勤め始めて半年後のある日、尚絅女学校にＧＨＱ東北管区軍政府指導保健婦のミス・デマレや仙台市長が訪ねてきた。ミス・デマレに「あなたは専門の看護教育を受けていながらこのようなところで何を遊んでいるのですか。すぐに保健所に行きなさい」と叱られ、多恵子は無理やり女学校を退職させられた。そして一九四八（昭和二十三）年九月から仙台市第一保健所に勤務することとなった。尚絅女学校にはわずか半年間勤務しただけであるが、多恵子が担任をしていたクラスの生徒たちが中心になり、講堂を借り切って盛大な送別会をしてくれたことは心に残る思い出となった。

多恵子はこの後、保健婦、そして看護行政職としての道を歩み出すのである。

＊ＧＨＱによる改革

わが国は敗戦により、連合国軍の占領下におかれ、ＧＨＱによって間接統治され、戦後改革と経済復興が進められていくこととなった。改革の五本柱として婦人の解放、労働組合の結成奨励、教育の自由化、秘密警察の廃止、経済機構の民主化が取り上げられ、同時に憲法改正について検討することを日本政府に指令した。

医療に関しては、わが国の医療水準や医療制度の後れを見て、その改善を図るためには、特に医療技術者の資質の向上を図ることが重要で、教育内容を引き上げる必要があるという方針を打ち出した。

新たにＧＨＱの公衆衛生局に看護課が設置され、オルト大尉（後に少佐）が課長に任命され、「これからの日本の看護」について会議が重ねられた。戦前に米国聖公会によって創設された日本で唯一の看護専門学校であった聖路加をモデルに、一九四六（昭和二十一）年六月、渋谷にあった日本赤十字社中央病院内で、聖路加女子専門学校と日本赤十字女子専門学校（以下日赤）と合同の東京看護教育模範学院が開設された。当学院において戦後の新しいカリキュラムを試行し、一九四七（昭和二十二）年九月に開設を予定していた全国一七の国立病院附属高等看護学院のモデルスクールとするためのものであった。

キリスト教精神と米国式のリベラルな精神で個人を尊重する聖路加の教育と、軍隊式の厳しい教育の中で看護学生も病院スタッフの一員として働くことが期待されていた日赤との合同教育は、習慣や文化の違いによる問題もあったが、接収解除まで八年間にわたって存続した。授業科目として看護基礎教育に加え、「環境衛生・産業衛生・学校衛生・個人衛生・公衆衛生概論・公衆衛生看護」の科目も含まれ、病院中心の看護にとどまらず、地域住民のための公衆衛生看護も盛り込まれているものであった。

第二章　宮城県における保健活動

仙台市保健婦として

多恵子は、一九四八（昭和二十三）年九月より仙台市の仙台市第一保健所に技師補（保健婦）として採用された。当時、全国のモデルとなる保健所として東京杉並保健所が全国各地の保健所職員を対象に研修を行っていたため、早速、多恵子も派遣され、一週間の研修を受けた。

翌年三月、仙台市技術吏員を命じられ、四月からモデル保健所として開所される仙台市中央保健所の保健婦長を拝命した。四月二十二日、全国で最後に三〇番目として開設された仙台市中央保健所が誕生した。GHQのサムス准将が開所式に出席し、卒業式を例に「卒業証書をもらう最初の人は大きな拍手があり、だんだん小さくなって、最後の一人には大きな拍手がある。最後にできた仙台市のモデル保健所に私は大きな拍手を送るためにやってきた。頑張ってもらいたい」と祝辞を述べた。また、フリッチャー大尉が「ヘルスセンターはヘルスバンクだ。このような立派な保健所はほかでもない、市民の税金によってできたものだ。銀行をあずかる保健所職員は、市民に利子をつけて返す責任がある」と話したことも印象に残っている。

仙台市中央保健所では、所員約一〇〇名のうち宮城県内の保健所から集められた保健婦は一三名で、全員多恵子より年上であった。そのような中で保健所の仕事も初めての弱冠二十二歳の多恵子が、初代保健婦長に任命されたのである。多恵子は、この時は本当に聖路加での将校教育が役に立ったと思った。当時、保健所内で市長から辞令が交付されたのは所長、総務課長ほか五課長職と保健婦長だけであった。

白い襟とライトブルーの制服の保健婦はまさに保健所の花形的存在で、さっそうと自転車に乗って家庭訪問する姿は保健所のよい宣伝になった。当時はまだ自転車に乗っている人が少ない時代であったが、多恵子も練習を開始するや、わずか一三分で乗りこなすことができた。

保健婦の主な仕事は常設のクリニックでの肺結核、性病、歯科疾患、トラコーマ等の診療補助と、予防のための保健指導や、自宅療養中の結核患者の家庭訪問、乳幼児訪問が中心であった。

多恵子たち保健婦が地区を歩いていると、わらをもつかむ思いの住民から必ず声をかけられ、健康問題だけでなく、いろいろ家庭的な相談事をもちかけられることも多かった。

開設した年の十月、県下六地区で各保健所が主体となって、住民の協力と、県、ＧＨＱの協力で〝衛生的な生活を通じて健康な体を作ろう〟をスローガンに〝健康まつり「衛生展覧会」〟が開催された。多恵子の勤務する仙台市中央保健所でも全職員あげて準備にかかり、いろいろ企画を考えた。多恵子は保健所の存在を地域の人にいかにして知ってもらうか、疾病予防・結核撲滅・性病予防・母子保健等の知識の普及のためにどのようにしたらよいかと考え、保健婦たちに呼びかけて紙芝居や指人形を作ってみることにした。食料も少なく、衣類、住居も不足し、伝染病の発生も多かった戦後の混乱期にもかかわらず、大勢の地域住民の参加があり、健康まつりは大盛況であった。当時、娯楽もあまりなかったことや、指人形が面白く作ってあったためか人気の的となった。

その後も衛生教育のために、幌付きの軽トラックの荷台に人形劇の舞台を作って街中をまわったり、時には郡部からの依頼もあって、夜遅くまでがむしゃらに活動した。保健婦たちは泊まりがけで人形を作り、休みの日にも出勤して練習するうちに、しだいに仲良くなっていった。

小学校や中学校、高校などからの健康教育の依頼や、県立高校の文化祭で生徒と一緒に人形劇をしてほしいという依頼やら、東北大学医学部の文化祭への出演依頼などもあり、保健婦を中心に保健所職員みんなで楽しみながら行った。

一九五〇（昭和二十五）年に保健所管内で集団赤痢が発生し、一人でも患者を増やさないために疫学調査、消毒の指導、健康観察に飛びまわり、保健所をあげて取り組んだ。また、家族計画事業が加わると、助産婦を伴って指導に当たったほか、ＧＨＱのサムス准将が人形劇を見に来訪した際には、保健婦の家庭訪問にも一緒にまわってもらった。

一九五〇（昭和二十五）年十二月から翌年三月まで国立公衆衛生院衛生看護学科四か月コース研修に派遣された。また、この頃、新しい法律の下で全国各地に看護学校や保健婦学校が設置されることになり、多恵子は一九五二（昭和二十七）年五月から厚生省の「保健婦助産婦看護婦法に基づく審議会調査部会委員」を委嘱され、規定視察に出かけたり、学校を作る手伝いや、監査を行うなどの対外的な仕事も求められるようになった。

毎日活動的に仕事をする合間には、仲間と旅行や登山、スキーを楽しんだ。このころ、スキーを熱心に教えてくれた市役所職員の男性と結婚の約束をしたが、多恵子自身が仕事を続けたくて家庭に入る決心がつかなかったため、考えぬいた末解消するという出来事もあった。当時は結婚して仕事を続けることは不可能に近いことであった。後にあの時、電気洗濯機や冷蔵庫、掃除機などが普及していたら結婚していたかもしれないと思うこともあった。

宮城県保健婦として

多恵子は一九五三（昭和二十八）年、この年の八月より市から県へ移るように言われ、七月末で仙台市を退職した。八月一日付けで宮城県技術吏員を拝命し、衛生部医務薬務課勤務となった。また、翌年三月まで国立公衆衛生院第三回正規看護学科八か月課程研修に派遣された。研修では、新しい知識や情報、それらの情報に基づいた保健活動のあり方等について各方面から学ぶことができた。また、これらの研修に参加した全国各地の保健婦の知己を得ることができ、後に厚生省に移ってからの仕事にも大いに役立った。

その頃、宮城県においても公衆衛生看護学校を作ることになった。一九五四（昭和二十九）年四月、多恵子が教務主任として準備に当たることとなり、衛生部医務薬務課と併任になった。当時、保健婦助産婦看護婦学校養成所指定規則に、保健婦の教育期間は六か月以上となっていたが、多恵子は六か月では足りないと思い、養護教諭一級の資格もとれるようにして、一年間とした。これは神奈川県についで全国二番目の養護教諭の資格のとれる養成所であった。

開校の準備をしていく中で、備品として、最初にまず購入したのがグランドピアノである。また、電気洗濯機、冷蔵庫、掃除機などの電化製品も購入した。これからの時代に活躍する保健婦として心の豊かな人材を育てることと、健康面から住民の生活を支える職種として、最新の文明の利器に触れてもらいたいと考えたためである。一九五七（昭和三十二）年当時でも電気洗濯機、電気冷蔵庫の全国普及率はそれぞれ二〇・二パーセント、二・八パーセントであり、電気掃除機にいたっては一九六〇（昭和三十五）年でも七・七パーセントであった。多恵子はもともと掃除があまり好きではなかったので、学生たちが掃除をできるだけ楽に、楽しくできるようにと考えたのである。

公衆衛生看護学校が開校すると、月に一度の校内の清掃日には、多恵子は授業を一時間早く切り上げて窓拭きをさせ、最後にキャラメルを配って学生たちを喜ばせた。クリスマスや文化祭などの楽しい行事も毎年行って、学生と一緒に楽しみ、どちらが学生か教師かわからないような生活をしていたという。（後の二〇一四（平成二十六）年一月十七日に行われた仙台キリスト教育児院における多恵子の葬儀には、東北各地から約六〇年前の卒業生が多数参列し、「とにかく学校は楽しかったという思い出ばかりです」と述べていた。）

保健婦実習の仕組みづくりを考えるに際し、中央保健所管内にある八幡学区を使わせてもらい、すべて教員が学生に手本を見せながら、一緒にクリニックや健診、家庭訪問を行うことにした。家庭訪問の場面を学生にイメージさせるために、舞台を作って寸劇で見せるなどいろいろな試みをして、楽しみながら学ばせたのである。六週間の実習のうち保健所に二週間、八幡学区に四週間であったが、学生たちからは「保健所実習は見学しているだけでつまらないが、学校の実習は面白い」と大変好評だった。今日、保健師教育において実習施設確保が課題となっているが、そのような時にこそ発想を転換した工夫が必要で、これらのやり方が参考になるのではないだろうか。

一九五七（昭和三十二）年五月、多恵子が三十一歳で宮城県衛生部医務薬務課看護係長に任命された時、全国最年少の県職の係長ということで新聞記者のインタビューを受けた。「とても忙しいが辺地、辺村を駆け巡って貧しい人を看護している人のことを考えたら座ってはいられない。県下には看護婦が二、七五〇人、助産婦が一、一〇七人、保健婦が二五〇人います。これらの人たちをできるだけ働きやすくする。これがわたしの務めなんです。モットーは平凡」と答えている記事が写真と一緒に掲載された。記者の印象として「どう見てもお役人とは思えない身のこなしである。忙中の閑、旅行と山登りを楽しみとする。誘われればバーでグラスを傾け、シャンソンだって口ずさむ」と記事に書かれていた。

県職員として行った仕事の一つとして、五月十二日のナイチンゲール生誕記念日に看護大会を開催したことが挙げられる。仙台駅前の日乃出会館の一階から九階まで全館借り切りにし、保健婦、助産婦、看護婦それぞれの展示コーナーを設け、また、日本看護協会会長の林塩と厚生省の金子光（実際には大蔵省の予算説明のためこられなくなった）の講演会を企画し、大盛況を博した。看護大会は県の予算で行ったが、多額の寄付金も集まり、大成功に終わった。企画することが大好きで、お祭り大好きな多恵子の面目躍如といったところである。この頃、多恵子が県衛生部の看護係長と、公衆衛生看護学校の教務主任を兼務していることが厚生省で問題になり、「看護係長は重要なポストで、兼務でできる仕事ではない」と強いお叱りを受けるという出来事もあった。

一九五九（昭和三十四）年二月末に突然、多恵子のもとに聖路加の先輩でもあった厚生省医事課看護参事官の＊金子光から、「厚生省にきてもらえないか」という手紙が届いた。「担当者が一年程前から病気で、人事を一新することになった。勤務先は保険局医療課で、仕事は＊国民健康保険（以下国保）の保健婦の指導と、社会保険病院の看護婦の指導である。国民皆保険の実施が間近なこともあり、重点は保健婦指導である。行き詰まった保健婦活動、ことに国保のほうを新たに展開する決意をしている当局を動かすためにも、従来のやり方を脱却し、新進気鋭の人材に、よい企画案を出してもらいたいので、保健婦の仕事の経験者であり、特に地方の事情に明るく、しかも企画性のある人と考えたときあなたが該当すると考え、推薦したいと思っている。仕事は自分のところとの共同作業で医事課（看護課は包括されていた）保健婦係長の小林富美栄と常に連携をとってやってもらいたい」といった内容であった。

厚生技官として主査（係長クラス）への就任を要請されたのである。宮城県と比べて給料が下がるなどの問題もあったが、多恵子は厚生省に入省する決心をした。仙台市のモデル保健所の婦長としての働きや、宮城県の看護係長、公衆衛生看護学校の教務主任などの仕事ぶり、看護大会の成功、厚生省の審議会調査部会委員としての活動などの実績を買われたことが招聘の理由であったようである。

＊金子　光

一九一四（大正三）年生まれ。東京都出身。一九三五（昭和十）年、聖路加女子専門学校、同研究科卒業後愛恵学園に保健婦として勤務。一九四〇年、トロント大学看護学部専攻科に留学し、卒業後東京都特別衛生地区保健館に保健指導婦として勤務。一九四一（昭和十六）年に厚生省に入り、一九四八（昭和二十三）年、ロックフェラー財団の奨学生としてイェール大学大学院に再び留学し、帰国後の一九五〇（昭和二十五）年、医務局看護課長。ＧＨＱとともに戦後の看護改革を推進。一九六〇（昭和三十五）年、東京大学医学部衛生看護科助教授を経て、一九七二（昭和四十七）年、衆院選で初当選。連続当選六回。引退する一九九〇（平成二）年までに社会党副委員長などを務めた。この間、日本看護協会会長、ＷＨＯ看護専門委員、ＩＣＮ（国際看護婦協会）教育委員、文部省大学設置審議会委員を歴任した。著書に「保健婦助産婦看護婦法の解説」「看護の基礎」「臨床看護総論」「初期の看護行政」「看護の灯高くかかげて」などがある。

＊国民健康保険

国民健康保険法二三条に、保険者（政府および健康保険組合）は被保険者および被扶養者の疾病や負傷の療養または健康の保持増進のために必要な施設を設置し、かつそれに必要な費用を支弁することができると定められている。主に市町村が運営している。

一九五八（昭和三十三）年に全面改正され、市町村に国保事業の運営を義務づけ、一九六一（昭和三十六）年に市町村に住所を有するもので被用者保険（政府管掌健康保険（現・全国健康保険協会）・組合管掌健康保険・共済組合等）に加入していないものに限り強制加入となり、国民の生命と健康を守るための国民皆保険制度が確立された。現在、国保には国民の約三割が加入し、被用者保険の全国健康保険協会に約三割、組合管掌健康保険に約二割、共済組合に約一割が加入し、いずれも医療保険制度の中核をなすものである。国保の発足当初は、自営業者や農業従事者の医療保険制度として出発したが、社会の変化や高齢化により、年金生活者や失業者等の無職者の割合が高く、他の保険に比べて平均年齢が高く、平均所得は低くなっている。また保険料の納付方法が給料からの天引きでないため、収納率の低下は深刻な問題となっている。自治体においては、一般財源等により補塡を行っているが、自治体財政を圧迫してきている。

保健施設（現在の保健事業）

保健施設とは「其ノ他健康ノ保持増進療養ニ関スル施設のこと」で①療養の給付のために必要な施設としての直営診療所などと、②被保険者の健康保持増進のために必要な施設として疾病予防・健康増進の活動、すなわち保健婦が中心になって行っている活動で、施設という名称であるが、建物だけではなく人的・物的のものを含んだ活動をさす。

第三章　厚生省における保健活動

多恵子は、一九五九（昭和三十四）年八月、三十三歳の誕生日直前に仙台を離れ、厚生省保険局医療課主査に就任するため、住まいを東京に移した。その後二三年間厚生行政に身を置き、医療課に一八年八か月、公衆衛生局地域保健課保健指導室長として三年八か月、また、保険局国民健康保険課、老人保健医療対策室などを併任し、わが国の医療保険行政、中でも市町村保健婦の拡充や質の向上にその力を発揮した。

多恵子の功績として、以下のものが挙げられている。

・保険局医療課課長補佐として一九七一（昭和四十六年から七年間、中央社会保険診療協議会の事務局を務め、五度の診療報酬改定作業等の医療保険制度の改正、特に健康保険法や国民健康保険法の改正に深く関わったこと。

・一九七八（昭和五十三）年から公衆衛生局地域保健課保健指導室長として、国民生活の変化・疾病構造の変化に伴う健康需要の多様化の中で、治療から予防へと健康施策が転換し、国民の総合的な健康対策を市町村が実施することになった際、その中心的な担い手として国保保健婦を市町村に移管したこと。

・新たに国庫補助を行って、積極的に市町村保健婦の計画的な増員を図ったこと。

・全国各地で活動する保健婦のために、学術研修、ブロック研修など多種の研修をスタートさせ、それぞれの保健活動を根拠のある、実効的なものにするために情報収集、地区診断などの考えを普及させて保健婦の資質向上を図ったこと。

多恵子自身が、強く印象に残っている仕事として語ったのは、①二局長四課長通知「国民健康保険保健婦活動の業務指針」の作成、②保健婦の質的向上を目指した研修会の実施、③国庫補助金の保健所保健婦と国保保健婦の同額化、④国保保健婦ステーションの設置、⑤保健婦家庭訪問活動用自動車の年間一〇〇台分一〇年間の予算化、⑥老人医療問題懇談会より「今後の老人保健医療対策のあり方について」の意見書の提出などであった。

多恵子の厚生行政においての保健活動について、多恵子自身が語ったことを中心に年代順に説明を加えていきたい。

入省時、金子は、多恵子を医療課と医事課保健婦係の兼務にしたいと考えていたが、医療課は健康保険の診療報酬を抑えたい側で、一方の医事課は増やしたい側にいて、いつも対立していた。そのため、館林宣夫医療課長の「医事課とは喧嘩をしなければならないのでダメだ」の一声で兼務にならなかった。医療課には医師、歯科医師、薬剤師、看護婦などが集められていた。

基準看護の実態調査・策定案づくり

厚生省での最初の仕事は、基準看護の看護料や付き添い看護料、基準給食、基準寝具などの基準看護実態調査や策定案づくりであった。GHQのオルト看護課長は、患者の家族が病院の廊下で七輪を使って煮炊きをしたり、付添婦が患者の身の回りの世話をしている実態を見て大変驚き、改革に着手した。そして入院患者の世話を看護職によって行うことを目的として一九五八（昭和三十三）年十月に健康保険による基準看護制度が導入された。

基準看護制度とは医療法で定められている患者数に対する看護職員（看護婦・准看護婦・看護補助者）の人数配置に対して支払われる診療報酬のことを言い、一類は患者四人に一人の看護婦九点、二類は患者五人に一人の看護婦六点、三類は患者六人に一人の看護婦四点であった。一点は当時一〇円で換算し、一般病棟が一・二類、結核・精神病棟は二・三類であった。しかし、そのころの実情として必要な看護人員は確保できず、当時多恵子たちが行った調査では、承認を受けたのは全病院の二七パーセント、全病床数の四四パーセントにとどまった。同年一九六〇（昭和三十五）年秋には、看護婦不足を契機に東京都医療労働組合連合会が病院ストを実施し、またたく間に全国的に広がったという出来事があった。

その後基準看護制度は廃止され、現在では、看護料は入院基本料の中に含まれ、看護職の配置人数によって算定され、表示方法も「七対一」「一〇対二」に改訂された。「七対一」は、入院患者七人を一人の看護師が受け持っていることで、「七対一」が望ましいとされている。都会の大きな病院が競って「七対一」を導入しようとしたため、地方の病院では看護師不足が今まで以上に広がり、深刻化している実態がある。

付き添い制度はこの後も存続し、一九九五（平成七）年度末にようやく廃止されたのである。

二局長四課長通知「国民健康保険保健婦活動の業務指針」の作成と事後処理

多恵子の入省一年ほど前から、保険局、公衆衛生局、医務局の三局で国保保健施設の活動を強化拡充するための検討が始められていた。その主な理由は、国民皆保険の実施を目前にして、全国的に市町村合併が進められている中で、市町村長は逼迫する国保財政の改善を迫られていたことと、公衆衛生行政の第一線の機関である保健所と、市町村、そして国保（市町村が運営）の保健施設活動という異なった目的をもつ三者の保健活動に対し、予算が縦割りで別々に配分されてくるため、まとまった仕事ができないという問題があったことである。

三者の対象はほとんど同じ住民であり、目標も三者共通の住民の健康を守ることであるため、行政の枠にとらわれないで共同して地域の問題解決に当たる必要があった。住民主体の、住民の健康に役立つ、住民に喜ばれる共通の事業や共同の計画を考え、実施することこそ住民のためになると考えられたのである。しかし、草案が作られていたにもかかわらず、物別れに終わってしまった。

その他の問題として、一九五九（昭和三十四）年五月の第一回中央研修会の際に、国保保健婦を対象に実施したアンケート調査の結果に、保健所保健婦と国保保健婦間の問題点として以下の三点が挙がっていたこともあった。

一、国庫補助金の差

当時の両者の国庫補助金は、国保保健婦は保健所保健婦の三分の一の額にすぎなかった。

二、上下関係

「国保保健婦は保健所長の指導のもとに仕事を行う」に関する通知は、伝染病発生時などの際、事態収拾に保健所長の強い権限が必要となるために出されたものであったにもかかわらず、いつの間にか拡大解釈され、保健所の婦長が国保保健婦を指導するのが当たり前になり、保健所保健婦が上で国保保健婦が下という関係にあった。

三、予防接種や健康診断の市町村への委任事務

本来、市町村が行わなければならない予防接種や結核検診などの事業に、国保保健婦が月に二〇日以上もかり出されている実態があり、国保保健婦の間で、なぜ国保でやらなければならないのかという疑問の声が挙がっていた。

入省まもない多恵子は館林医療課長から「あなたならこの問題の多い保健婦活動をどのように打開させるか。両方の立場をよく知っているあなたが国保のほうとも、公衆衛生のほうともよく話し合いをして、保健婦活動の業務のあり方と指針案を作成し、きちんと通知ができるようにしなさい」と命じられた。

多恵子は宮城県でそれらの実態をよく見て知っていたので、厚生省に入省した時にまずそこにメスを入れ、是正しなければと考えていたところでもあった。

そこで、これらの問題に関係する公衆衛生局と保険局の各担当課間で検討する必要があると考えた。岩佐淳子（現草刈）技官と話し合い、早速、公衆衛生局では保健所課の橋本道夫、医務局医事課（看護課は包括されていた）の小林富美栄、保険局では国民健康保険課の正田泰央、医療課の松浦十四郎と大坂多恵子の四課の担当者に集まってもらうことにした。四課のメンバーで数回にわたり深夜にも及ぶ議論を戦わせた。通知を作るためには現場を知る必要があると考え、埼玉県の吉川町や千葉県の八千代市に実態を見に訪れたり、県や国保連の担当者から話を聞いたりした。そして必ず四課の担当者が集まって、現場の保健婦が一番働きやすい仕組みについて議論し、夜はお酒を飲んで徹底的に話し合った。現場の保健婦たちが活動しやすく、元気で働ける体制を作るためにさらなる議論を重ね、多恵子と岩佐技官が共同して指針案の作成に当たった。最も留意したことは以下の六点であった。

① 市町村自治の尊重と自主性の尊重
② 保健婦の担当人口を三、五〇〇人にする
③ 保健婦活動の優先順位のものさしを作成する
④ 都道府県の担当課に指導保健婦を設置する
⑤ 予防接種や健康診断等公衆衛生行政事務と保健施設との関係を明らかにする
⑥ 保健施設と保健所との協力関係と共同保健計画策定の新設

最終的に正田事務官が草案を作成し、一九六〇（昭和三十五）年五月に「二局長四課長通知」として各都道府県宛に発せられたのである。

二局長発各都道府県知事宛「国民健康保険の保健施設と公衆衛生行政との関連について」（昭和三五・五・一三厚生省令発保九三号）、およびその細目である四課長発各都道府県民生部長衛生部長宛「国民健康保険の保健施設について」（昭和三五・五・二〇保険発六二号）の内容は、おおむね以下の通りである。

この通知の目的は、公衆衛生行政の中心機関である保健所等の公衆衛生行政機関と、国民健康保険の保健施設の実施主体である市町村において、さらなる関係の緊密化と保健施設の拡充

強化を図ることであった。

二局長発各都道府県知事宛「国民健康保険の保健施設と公衆衛生行政との関連について」は、保健所等の公衆衛生機関は市町村の行う国民健康保険事業が健全に運営されるように、援助・協力し、また、保険者は健康相談、保健婦活動等の実施計画について、共同して樹立する等公衆衛生行政機関に対して援助・協力を行うこととした。

その細目について示された四課長通知「国民健康保険の保健施設について」は、大きく四項目に分けられ、

第一の〝国民健康保険の保健施設の指導に関する事項〟では、保健施設の指導は主管の民生部が行うこととし、都道府県は保険者の自主性を尊重して適正な指導を行い、その際には民生部（市町村）と衛生部（都道府県）は連絡会議をもって十分に協力する、そして民生部国保担当課に専任の保健婦を置いて国保保健婦の指導に当たらせることとした。

第二の〝保健施設と公衆衛生行政機関との連携に関する事項〟は、保健所と保険者（市町村長）との連絡調整会議の開催と内容に関するもので、保健所、国保から出された資料の分析、地区診断、保健所と市町村の共同保健計画会議の開催、保健婦の現任教育、保健所から保険者を通じての国保保健婦への連絡経路、国保保健婦の本来の仕事に配慮して、市町村の公衆衛生行政事務の①委任事務と②自治事務は衛生担当課で処理することとした。①委任事務とは国が市町

村又は機関に委任して行われる事務で、結核住民検診や予防接種などがある。②自治事務（または固有事務）とは自治体固有の事務であるが、当時の市町村の公衆衛生行政担当課にはそれらを処理する保健婦等専門技術者が少なく、国保保健婦によって行われていた。今後は衛生担当部課で処理し、国保保健婦がその本来の業務を行うのに支障とならないよう配慮することとしたのである。

第三の〝国民健康保険の保健施設の実施に関する事項〟では、保健施設の責任は保険者とし、保健所と一市町村単位の地区共同保健計画を作成するための具体的資料や、共同保健計画の判断基準を示し、保健所から技術的指導や援助を受けながら市町村独自の問題をはっきり浮き彫りにした最もよい対策を立てていくこととした。また、共同保健計画の判断基準と、持ち寄る資料が呈示された。

〈共同保健計画の判断基準〉

① 地域的に要求度の高いもの
② 技術的にその解決方法の有効性が一般に認められているもの
③ 保健施設の能力からみて解決可能なもの
④ 保険財政の合理化に寄与するもの

〈持ち寄る資料〉
・保健所側：人口動態、衛生統計、事業統計等の諸統計資料
・市町村衛生担当課：衛生行政事務として処理している事業（集団検診等）からの問題
・国保担当課：診療報酬請求明細書等からの疾病統計等の資料、地区、及び世帯に関する受診率の資料、疾病の社会学的調査の資料

第四の〝国民健康保険における保健婦活動に関する事項〟では、国保における保健施設として保健婦活動を実施する場合の設置基準や、基礎的条件整備に関して次の七項目が示された。
① 保険者は保健婦活動の重要性を認識し強力にその活動の推進を図る
② 担当人口を三、五〇〇人とする
③ 主任、婦長等保健婦を置く
④ 保険者は保健施設の実施計画の樹立、予算の立案に関しては保健婦の意見を求める
⑤ 保健婦に一般事務や直診の診療補助業務を行わせることなく、本来の業務に専念できるようにする
⑥ 保険者は積極的に保健婦を研修に出す
⑦ 国民健康保険における保健婦の活動は、保険指導医とともにその中核となり、地区活動に重点を置き、効率的な実践を図るため、地域の婦人会等の団体組織を活用し、実施

する。また、活動の対象には被保険者以外の住民も含め、指導の重複と間隙を避けるために業務の分担を行う。

この通知によりそれぞれの市町村の状況に応じた問題点の把握と、解決のための共同計画を立案することが明示された。また、国保の診療報酬請求明細書などの資料を活動の根拠とすることによって、地域のニーズがより明確になるようにした。

これらの通知は大改革であったため、厚生省に全国各地の保健所長・保健婦長・看護係長たちから、「このような大変なことを」といったクレームが多数寄せられ大騒ぎとなった。

当時、千葉県の保健所の婦長だった野崎かねは、突然、指導保健婦の辞令をもらい、「保健施設活動の保健婦の指導をする」とは何をするのかわからず、そもそも保健施設って何のことか、保健所長に聞いてもわからなかった。色々調べたり教えてもらって国保保健婦の実態を調べ、改善を図ったと語っている。これらの指導保健婦が国保保健婦の活動を支えたことにより、力をつけていくことができたのである。

騒ぎを静め、理解を得るために公衆衛生局・保険局の関係者は、四課の職員を全国に派遣した。通知の精神や保健婦活動指針を周知徹底させるために全国を五ブロックに分け、作成した解説書を用いて説明会を繰り返し開催した。多恵子は岡山県の衛生部長に「十分ほど話がある」と声をかけられ、延々三時間もつかまり苦言を呈されたが決してひるまなかったというエピソードが残っている。また、多恵子自身「各県に全て国保の指導保健婦を置く通知を出したが、実質は世話係で困ったことを聞いて解決する仕事であった。全国を行脚して研修会をやり、そのことを説いてまわった。各県から説明に呼び出されることもあった」と語った。

この説明会はその後、研究発表やパネルディスカッション、全体討議を取り入れたブロック研修会として発展し、以後定着して継続されている。

後に「公衆衛生局保健所課の橋本道夫、医事課の小林富美栄、保険局の国民健康保険課の正田泰央、医療課の松浦十四郎、大坂多恵子という人材を得て二局長四課長通知は出された」と言われたが、多恵子は本当に素晴らしいメンバーに恵まれ、よい仕事ができたとしみじみ思ったものであった。また、当時、多恵子は「国保の担当者としてどういう姿勢で作ったのか」とたびたび聞かれたが、「とにかく国保の保健婦さんが元気で働いてくれるための条件を色々作りました」と答えていたという。

当時の指導保健婦たちが、通知が出された頃のことについて「二局長四課長通知にあった解説書は本当にわかりやすく書いてあり、説得力があった」、「大坂先生の話はとても新鮮で、何か希望が出てきた」、「いい人がきてくれたと思った。目がぱっちりしたきれいな方で、今でもよく覚えている」と多恵子の話に感動した様子を雑誌の対談で語っている。

画期的な政策であったが、あまり実効は挙がらなかった。その理由は保健所の指導不足と、逼迫している市町村財政への措置がなかったことが挙げられる。しかし地区診断に基づく共同保健計画の精神は、一九七八（昭和五十三）年の健康づくり政策、一九八二（昭和五十七）年の老人保健法の中にも一貫して流れ、保健・医療・福祉の連携の考え方の基礎となっていった。ちなみにこの通知は、一九七八（昭和五十三）年の国保保健婦と市町村保健婦の一元化に伴って廃止となった。

保健婦活動の質の向上をめざした研修会の実施

一九五九（昭和三十四）年の国民健康保健法の施行以来、毎年、厚生省国民健康保険課と国民健康保険中央会との共催により、保健婦の質の向上を目的に、保健婦・指導保健婦を対象にした中央保健婦研修会・ブロック研修会を実施した。その内容は保健・医療に関わる最新情報や、知識・技術の研修であった。

社会保険大学校の夏期休暇期間を利用した中央保健婦研修会は、指導保健婦は三泊四日、市町村保健婦は四泊五日で行われた。レセプトの読み方、疾病統計のとり方、問題点の探り方、地区診断の方法、それらの根拠に基づく健康教育・家庭訪問・総合地区活動等の具体的な方法について徹底的に教育した。受講後、地元に帰った保健婦は、研修での学びを他の保健婦に伝えるための講習会を開き、仲間の保健婦と共有し、力をつけていった。

また、国保保健婦研修会も始めることにし、第一回と第二回研修会ではじっくりと言い分を聞いた。参加者は「大坂先生たちの自分たちへの接し方は、ただ行政官としてではなく、家族の一員の面倒をみるような接し方だった」、「しょっちゅう各県の指導保健婦から色々なことを聞いておられて、それをきちっと研修会に盛り込んでくださった。研修会は命の洗濯場だった」と語った。

指導保健婦の教育には特に力をいれ、指導保健婦研修を毎年一回厚生省主催で開催し、多恵子は機会を捉えては、現場に行って見たり聴いたり体験することの重要性を訴え続けた。一九七八（昭和五十三）年に厚生省国民健康保険課から公衆衛生局に業務が移管された後も、その予算は引き継がれた。

一九六八（昭和四十三）年には香川県高松市で第一回全国国保保健婦学術集会が開催され、全国から集まった保健婦たちが活発に意見を交換しあい、参考になる意見を持ち帰ろうとする姿勢が会場内に満ちあふれていた。医事評論家の石垣純二や評論家の丸岡秀子、そのほか各分野の大学教授を特別講師に呼び、専門知識が学べるようにした。多恵子は丸岡秀子とは個人的にも親しく付き合い、お互いに刺激を受けあう仲であった。第六回の大会で終了となり、翌年の一九七九（昭和五十四）年からは毎年、健康づくり振興財団、公衆衛生協会共催の保健所保健婦も含めた研修が開催された。

保健婦たちは保健活動の質の向上と、各自のケア技術の向上を目的としてたびたび研修会に参加し、貪欲に学んでいった。多恵子はそのような研修会には積極的に参加して話をし、全国の保健婦たちと親しく交わり、励まし続けた。

保健婦の活動は国民の健康の保持増進や幸福につながるという強い信念をもつ多恵子は、いかにしたら保健婦たちが元気に働けるか、そのためにはどのような仕組みづくりをすればよいかと常に考えていた。それには現場を知ることが何より大切と考え、岩佐技官とともによく地方に出かけた。夜には交流会となり、お酒を酌み交わし、歌を歌うなどして、まるで美空ひばりの巡業のようだと二人で話したものである。

社会保険病院の研修などへの協力

社会保険庁がまだ存在していなかった一九六〇（昭和三十五）年頃、多恵子は健康保険課の小沢辰男課長（のちに厚生大臣）に相談され、社会保険病院の看護婦研修を手伝うことになった。社会保険病院は、全国各地に国立病院とほぼ同数の病院を多数持っており、それらの病院で働く看護職を対象に、看護婦研修会、婦長研修会、教務主任研修会などを企画し、実施した。多恵子は企画することや組織的に運営することが大好きで、なおかつ得意でもあったので種々のプログラムを作成しては実施し、成果を挙げた。

また、社会保険病院が新たに北海道や近畿地方に看護学校を作る準備や、准看護婦を看護婦に昇格させるための助言なども行った。看護学校を作る際に、担当者に「準備にどれくらい持たせてくれますか？」と聞くと「二〇〇万円でいいですか？」と言われたが、当時の二〇〇万円（現在の貨幣価値では約一〇倍か）は大金で、そのお金を全部使って備品などを購入し、無事開校することができた。一九六一年（昭和三十六）四月の開校式には、小沢課長から代理で出席するよう言われ、多恵子は三十五歳の若輩の身で知事と並んで座らされ、大変緊張したことをよく覚えているという。

国庫補助金の国保保健婦と保健所保健婦との同額化

国保保健婦の人件費への国庫補助金は一九四六（昭和二十一）年度から始まった。当時は、一般会計で市町村保健婦を雇うよりも、特別会計で補助金の出る国保保健婦を雇うほうが有利であった。このため、住民に対する保健活動は市町村保健婦として行うが、身分は国保保健婦という体制をとっている市町村が多かった。一九四九（昭和二十四）年度の補助金額は国保保健婦の給与・手当・旅費などの三分の一が国庫補助となった。しかし、その後国民皆保険制度が開始された一九五八（昭和三十三）年以降も補助金額は一〇万円台にとどまり、補助率は保健所保健婦の三分の一にすぎなかった。そのため国保中央会や、各県国保連合会所属の指導保健婦たちによって何度も大蔵省に増額が陳情されていたが実現しなかった。「国保の保健婦は衛生行政の仕事しかしていない」というのがその理由であった。

しかし、一九六〇（昭和三十五）年の二局長四課長通知により、国保の保健婦の業務が明確化されたこともあり、一九六二（昭和三十七）年のある日、多恵子は一計を案じて国保中央会の鈴木事業部長の案内で、岩佐技官を伴い、大蔵省に真夜中の奇襲陳情を試みた。土産に持参したお酒を最初は紅茶に少し落とし、係官に勧めていたが、そのうち主査と一緒に飲み始め、「保健所が上で国保が下という関係をなくして、公衆衛生行政事務を保健所長と国保の保険者である市町村長とで話し合って決めてもらうようにした」、「保健婦に一般事務や直診の診療補助業務を行わせることなく、本来の業務に専念できるようにした」など二局長四課長通知で明確化した内容や国保保健婦の業務の実情を話し、覚悟をもって説明した。その後、新たなボトルが二本も開けられ、とうとう朝まで飲み明かすことになってしまった。

翌朝、主計主査が担当係長に「お嬢さん方を家まで送り届けなさい」と指示し、多恵子たちはタクシーでそれぞれの家まで送り届けられた。玄関先で係長から「大坂さん、どのくらい上げたらいいんですか?」と聞かれ、多恵子は「私にではありません。国保保健婦の補助金を、ぜひ保健所保健婦並みにしてください。全国の国保の保健婦たちが喜びます」と答えた。

翌年の一九六三（昭和三十八）年度の予算で、その他の方面の後押しもあり、国保会計への繰り出し金、国保保健婦補助金が一挙に三倍となり、保健所保健婦と同額の三〇万三、二八三円となったのである。

全国の多くの国保保健婦から多恵子に感謝の声が寄せられた。多恵子は国保保健婦の何人かに「お礼の手紙を出したらどうか」とアドバイスしたところ、大蔵省に各地の保健婦からお礼の手紙が多数届いたというエピソードもあった。

後に多恵子は当時を振り返り、もし、国庫補助金が同額になっていなかったら、一九七八（昭和五十三）年の国保保健婦の市町村への一元化はスムーズに行かなかっただろうと述べている。

一九七〇（昭和四十五）年十一月に厚生大臣の諮問機関として第一回保健所問題懇話会が発足し、多恵子も関係部局として出席した。この懇話会では包括医療の中で保健所の問題が捉えられており、健康の考え方が明らかにされ、保健婦の一元化や地区保健センター（仮称）を設置することの必要性が報告された。また、一九六〇（昭和三十五）年の二局長四課長通知で定めた保健婦の地域での担当数人口三、五〇〇人に一人を、新しく被保険者数をもとに類型別一〇型に分け、「国保保健婦地域類型別活動指針」を「大坂試案」として提案した。

一九七一（昭和四十六）年四月、多恵子は医療課課長補佐を拝命し、一九七一（昭和四十六）年から七年間、保険局医療課課長補佐として中央社会保険診療協議会の事務局を務め、五度の診療報酬改定作業等の医療保険制度の改正、特に健康保険法や国民健康保険法の改正に深く関わった。

また、一九七三（昭和四十八）年十月には保険局国民健康保険課併任となった。

国保保健婦ステーションの設置

当時の保健婦は〝持っているものは訪問カバンのみ〟と言われたほどで、役所内に自分たちの仕事場も確保できず、住民の相談は役所の片隅で聴くという有様であった。また、保健婦たちが健康教育などの事業を行う際に、学校校舎を借り受けるなど、場所の確保に苦労していたのを多恵子は、よく知っていた。

一九七二（昭和四十七）年、医療課では国保保健婦の活動の拠点づくり、すなわち地域を拠点とした保健婦ステーションを考えることになった。そして、岡山大学衛生学教授青山英康氏を主任研究者とした厚生科学研究「保健婦ステーションを中心とする地域健康管理の効率的運営の方法に関する研究」が一年間かけて行われた。その研究成果により、一九七三（昭和四十八）年度から保健婦ステーションが国保課の新規予算として認められ、七九〇保険者（市町村）中二一三保険者において設置された。

保健婦は自分たちの〝城〟が持てることになり、国保保健婦ステーションは成人病予防や母子保健、老人保健等の健康相談・栄養指導、そして機能訓練を行う地域活動推進の拠点となった。また、国保保健婦ステーションの予算で、公民館や母子健康センターに併設することも可能なように配慮されていた。

これらの国保保健婦ステーションは、一九七八（昭和五十三）年に厚生省が国民健康づくり運動を提唱した際、その基盤整備の一つとして市町村保健センターの設置の先駆けをなしたと考えられる。

国民健康保険保健婦の活動に関する指針の作成

二局長四課長通知後一七年が経過し、国保保健婦の活動が十分発揮できていないことが課題となっていた。その理由として、市町村保険者（市町村長）の保健施設に対する理解不足と、新卒保健婦の国保保健婦活動の理解不足が挙げられた。

そこで多恵子の属する国保課では、保健活動の機能、技術、対策等を市町村の首長に再確認してもらうため、一九七七（昭和五十二）年七月「国民健康保険保健婦の活動に関する指針」を出すことになった。「近年の生活環境の整備、人口の老齢化等による疾病構造の変化等を反映して、著しく増大し、かつ、多様化しつつある今日の情勢の下において、今後とも国保保健婦が地域住民のニーズに即応した、有効かつ適切な活動を展開するために必要と考えられる事項について、主に新たに国保に関連する人々の『しるべ』とすることを目的」として作成されたもので、活動の展開方法、活動結果の分析、効果の測定、効率的活動の確保、関係機関等との調整等について詳細に示したものである。

先駆的実践的活動に対する国保助成金の交付

一九七七（昭和五十二）年七月に出された国保保健婦の活動指針の通知を機に、国は全国の市町村の模範となる先駆的・実験的活動をしている市町村に対し、調整交付金による助成措置としての国保助成金を交付することを考えた。優れた活動を他の市町村に紹介して、今後の国保事業をさらに健全に運営することを目的としたものであった。多恵子たちの応援もあり、保健婦たちが積極的に国保助成金制度を活用し、一九七七（昭和五十二）年度には二〇都道府県の七〇保険者（市町村）から申請が出され、その内の三二市町村が選ばれて一、四七五万円の国保助成金が交付された。その概要は成人病予防への取り組みとして健診・保健指導・寝たきりへの訪問指導や、妊産婦死亡への取り組み、乳児死亡への取り組み、幼児のむし歯への取り組みなどの活動であった。これらの優れた先駆的・実験的活動は、他の市町村に紹介されることによって、刺激やヒントを受けた市町村に取り入れられ、全国に広まっていった。

この制度が、のちのヘルスパイオニアプランやヘルスアップ事業のもとになっていったのである。

保健婦家庭訪問活動用自動車の年間一〇〇台分一〇年間の予算化

多恵子はたびたび地方の現状を視察してまわっていたが、あるとき、一人の保健婦から「自転車では坂道は登れず、自分でバイクを買って家庭訪問していたが関節炎になってしまいました。仕方なく自費で自動車を買って訪問しています。公用車でないのでガソリン代も出ません」と聞かされた。多恵子は実際にその車に同乗して山坂の多い状況を体験し、地域保健活動には車が必要だと思った。帰京すると早速大蔵省に出向き、説明したところ、当時は車を持っている人がまだ少ない時代だったため、「誰が運転するのですか？　運転手はいるんですか？」と聞かれた。「中央の役人だけですよ、車の運転ができないのは。地方はもう車の時代ですから。車は保健婦の活動の機動力として不可欠なものなのです」と説得した。その結果、大蔵省とは仲良くなっていたこともあり、小型自動車年間一〇〇台、一〇年間、毎年継続して合計一、〇〇〇台の予算をつけることができた。予算がとれた時、多恵子は保健婦の何人かを呼び、一緒に花束を持って大蔵省にお礼に行き、全国から届いた感謝の手紙を取りついだ。

多恵子はお酒が強く、大蔵省の係官とよく一緒にお酒を飲んだが、飲んでいるうちにそれぞれの係官の好物を知った。そして夜遅くまで予算の仕事をしているところにカレーライス、栗きんとん、おにぎりなどの差し入れをして喜ばれた。どのような時も、相手の気持ちや苦労を思いやる人であった。コンビニエンスストアがなかった時代に、調達に苦労があったと思われるが、多恵子のさりげない細やかな心配りに、心温まる思いをした人は数多くいたのではないだろうか。

多恵子は常々、国保保健婦は、戦後の日本において、医者にかかる前に生活指導をするという文化を育ててきたと話していた。また、多恵子自身、行政官として仕事をする際、すべてを現場の保健婦から教わったとも話した。

あるとき行政官として何が大切かと問われたとき、多恵子は地方の保健婦の声によく耳を傾け、彼女たちが働きやすい環境を作るために、いかにそれらの声を計画に反映させ、国家予算を確保するかが自分の仕事である、予算が取れなければ行政官ではないと思って仕事をしてきたと語った。

老人医療問題懇談会より「今後の老人保健医療対策のあり方について」の意見書の提出

多恵子は医療課の課長補佐として老人保健を作るための医療対策に取り組んだ。一九六三（昭和三十八）年に老人福祉法が制定され、保健婦による六十五歳以上の老人健診未受診者の家庭訪問が行われた結果、寝たきり老人の実態が明らかになった。

香川県の山地ウメノたちが在宅療養者を把握するために、調査表「寝こんでいる人の調べ」

を作り、いつ、どんな病気に罹ったかを調査し、その実態を明らかにした。病名は脳血管障害が最も多く、リュウマチなどもあった。在宅でのリハビリテーション、生活訓練を行って一人ひとりを起こしていき、一九六三（昭和三十八）年に一六一人の寝たきり患者がいたのを、一〇年後には二十数人に減らしていった。この活動がうまくいったきっかけは、村長が坐骨神経痛で足が立たなくなり、かけつけた保健婦の訪問指導により自由に歩けるようになったことにある。村長は、それ以来保健婦の在宅療養者看護活動に関心をもつようになり、「これからは寝たきりの人には保健婦を派遣します。この町から寝たきりを追放し、私のように元気になりましょう」と村民に呼びかけた。

こうして、いわゆる寝たきり起こし運動が全国的に広がった。ところが訪問することに対し、医師の理解がなかなか得られず、困り果てて多恵子に相談がもちかけられた。そこで多恵子は、石川県金沢市にある社会保険鳴和総合病院が、左手で調理をしたり、乳母車に荷物を入れて押して歩くなどの生活リハビリを実践して効果を挙げているのを知っていたので、旧知の浅地院長に保健婦たちの研修を依頼した。山地たち保健婦は六日間、医師・理学療法士・婦長たちから熱心な指導を受けることができ、終了時には多恵子の発案で修了証書を出してもらった。それぞれ任地に帰ってその修了証を開業医に見せて説明したところ、一転して協力が得られ、患者を紹介してもらえるようになったという。

また、香川県内の国保病院や公立病院での臨床実習も行うことができるようになり、さらに山地たちは体育館の中に保健相談室を設け、家庭で生活訓練をして外出できるようになった人たちを集めて、集団訓練ができる場を作った。その結果、五〇パーセント以上の人が、自分で身のまわりの世話ができるようになっていったのである。これらの寝たきり起こしの活動は全国的に拡がっていき、多恵子もさらに積極的に応援した。

一九六八（昭和四十三）年九月の社会福祉協議会の調査では、全国で七十歳以上の寝たきり老人が二〇万人、六十五歳以上では三〇万人で、その八割は脳卒中が原因であったため、保健婦たちが病院で臨床実習をしたことは非常に有意義であった。

また、当時の国保保健婦は、全保健婦一万四、〇〇〇人中五、五六二人で全体の四〇パーセントを占め、その活動内容は家庭訪問・衛生教育・健康相談が全体の三割で、予防接種業務は四課長通知により減少したが、保健婦以外で処理できる記録および統計業務に七・四パーセントが費やされていた。多受診世帯の家庭訪問から、医師への不信が理由で、同一疾患で五か所もの医療機関にかかっている実態がわかり、中央研修会で取り上げて保健婦の果たす役割を再認識し合った。

わが国は高齢化が急速に進行したことから、老人への所得保障や医療保障費が増大の一途をたどり、早急な対策を迫られる一方で、国の経済は今までのような高度成長は望めず、その財源確保が大きな問題となってきていた。

一九七二（昭和四十七）年の老人福祉法の改正により、翌年一月より七十歳以上の老人医療費の無料化が実現したが、その後の石油危機で後退し、一九八二（昭和五十七）年八月の老人保健法の制定により無料化は消滅し、四十歳以上の全住民を対象とした老人保健事業を市町村が担うことになった。国は従来、老人ホームを作る方向で進んできたが、対象者の自由、プライバシーの確保の観点を理由に在宅福祉に方向転換を図った。そのため、老人福祉の在宅サービスをどのように進めていくかが大きな課題となった。

一九六二（昭和三十七）年にホームヘルパー派遣に国の補助制度ができ、一九六九（昭和四十四）年には「寝たきり老人対策の実施」の通知が出、訪問審査、ベッド貸出し、日常生活用具の貸出し等の施策が次々に打ち出され、国、都道府県、市町村で行う福祉事業は多種あり、在宅老人に対するデイケアサービスやショートステイサービスも始まっていた。保健婦が関わる老人保健活動をいかに効果的に進めていくかが課題であり、全国の各地域で行われている先駆的・実効的な事業を研修会などで保健婦同士が積極的に学び合ったのはこの頃である。

豊かな老後を送るには、生活の保障のみならず、心身ともに健康であることが重要であり、そのためには老人の健康を増進させ、適正な医療を確保するために健康増進、老化・疾病の予防、治療からリハビリテーションまでの一貫した総合的な保健医療対策を整備する必要があるとして、国は老人医療問題懇談会を作った。

多恵子は一九七七（昭和五十二）年七月、老人保健医療対策室に異動となり、十月には老人医療問題懇談会から「今後の老人保健医療対策のあり方について」の意見書が出された。その内容は老人保健医療問題の背景、老人保健医療対策の現状と問題点、老人保健医療対策の基本的な考え方、総合的老人保健医療対策の確立、老人保健医療資源の確保、老人保健医療およびその関連領域の研究開発、関連施策の充実強化などについてまとめたものである。

老人保健医療はますます増加し、社会問題にまで発展したため、予防からリハビリテーションまでの保健と医療の一体化をめざして、十二月、厚生省に「老人保健医療制度準備室」が設置された。翌一九七八（昭和五十三）年、国民健康づくり対策が出され、市町村保健センターの設置が促進された。

一九八二（昭和五十七）年八月に「老人保健法」が成立し、老人に対して保健婦による保健活動が本格的に始まった。この法律の制定を契機に老人医療福祉に関する責任主体は市町村となり、保健婦は老人に対する健康診査、健康教育、健康相談、機能訓練事業、訪問指導、訪問看護での直接的ケアを行うことになった。

市町村保健センター設置と国保保健婦の市町村保健婦への一元化・事後処理

厚生省内で本格的な長寿社会の到来に備え、「第一次国民健康づくり対策」で①生涯を通じての健康づくりの推進、②健康づくりの基盤整備、③健康づくりの啓発普及をめざして策定が始まっていた。そのための活動の拠点として市町村保健センターと、活動を推進するための保健婦が必要であった。しかし、市町村の衛生部門に保健婦がほとんどいなかったため、国保保健婦を市町村に移そうという話がもち上がった。

それまで大蔵省は「国保保健婦は国保のことだけをやっていればよい」という考えで、国保保健婦はだんだん減らされてきていた。国保の被保険者には経済的に困窮している者が多かったため、国保にとって保健婦がいなくなることは大問題であった。多恵子は保健婦を減らすべきでないと考え、主張し続けたが、大蔵省は方針を変えなかった。そこで「健康づくり対策に便乗して市町村の保健婦を増やせばよい」と考え、実を取る作戦に転換することにしたのである。

保健婦の市町村への移管は保険行政、公衆衛生行政の大変革であったため、一九七七（昭和五十二）年八月、多恵子は国保中央研修会の折に公衆衛生局長と国保指導保健婦との面談の機会を作り、話し合いをもった。そして多恵子の保険局医療課でも検討し、ベテラン指導保健婦たちとも話し合った。

一九七八（昭和五十三）年の厚生省予算のトップに「第一次国民健康づくり対策」が挙がり、地域保健活動の新たな展開が始まった。市町村における健康づくりを推進するための地域住民に密着した保健サービスを総合的に行う拠点として市町村健康センターが一〇か年計画で毎年一〇〇か所ずつの設置計画が進められることになった。それに伴い、国保保健婦の身分を市町村に移管し一元化することとなった。市町村保健センターがあいついで設置され、国保保健婦の身分を国保特別会計から市町村一般会計へ移管し、当時、民族大移動と言われた一元化が実行された。

そして多恵子は身分移管に伴う活動の体制・条件の整備案を作成し、新たに国庫補助を行って積極的に保健婦の増員と保健婦未設置市町村の解消を図った。

一九七八（昭和五十三）年末で、地域で活動する保健婦数は一万四、六六三人、そのうちの七、四三七人が保健所、七、二二六人が市町村でほぼ同数であったが、一九九〇（平成二）年には市町村保健婦が一万一、六七三人に増加した。

また、厚生省内の保健婦業務の担当課が保険局国民健康保険課から公衆衛生局地域保健課（後に健康政策局計画課）に移管され、保健婦業務を専門に主管する保健指導室が一九七八（昭和五十三）年四月、新たに設置された。初代公衆衛生局地域保健課保健指導室長に多恵子が任命され、従来国保課で所管していた諸予算の保健婦国庫補助金、全国保健婦研修学術研究費、中央研修・ブロック研修等研修会に関する諸経費、年一〇〇台の保健婦活動車購入費などがそのまま地域保健課に移管されて引き継がれた。そして新たに保健所保健婦にも厚生省主催の全国研修・ブロック研修にも予算がつくようになった。

保健指導室長を任された多恵子は、保健所保健婦に加え、新たな市町村保健婦に関する業務を担当することになったが、国保関係者からは「裏切られた」と言われた。それは国保の診療と保健施設（保健事業）は車の両輪で、その中の大事な保健施設である保健婦を失うことは非常に大きな問題だという理由であった。

多恵子は、保健指導室長として一九八一（昭和五十六）年十二月まで三年八か月にわたって仕事をした。

保健婦の海外研修

市町村保健婦一元化後の一九七九（昭和五十四）年度より、新たな施策として保健婦（後に栄養士も参加）の海外研修が実現した。視察地は当初、アメリカとヨーロッパの二班が派遣され、後にヨーロッパのみ二班となっていった。欧米の保健・医療・福祉や保健婦の活動を直接保健婦自身の目で見ることによって見聞を広げ、新たな示唆と活力を得て帰ってきた。

多恵子自身も一九七八（昭和五十三）年秋にヨーロッパへ一五日間、一九八一（昭和五十六）年六月アメリカ、カナダへ一四日間の出張の機会を得、各国の保健・医療・福祉の実情を見聞することができた。

全国市町村保健活動協議会の立ち上げと活動

一九七八（昭和五十三）年の国保保健婦の市町村移管により、それまで国保保健婦の相談にのっていた国保連合会から離れることになり、市町村保健婦はよりどころをなくしてしまった。そのため多恵子は保健所の婦長会を作って補助金を出すことにし、市町村の保健婦会も作ろうとしたが、反対にあって作ることができなかった。

そこで一九八〇（昭和五十五）年四月、東京永田町全国町村会館において、厚生省、国保中央会、市町村長の応援の下に全国市町村保健活動連絡協議会（後の全国市町村保健活動協議会。以下全保協）を設立することになった。

会の目的は「地域住民に対する市町村の保健活動の円滑な進展を図るため、市町村保健事業に関する調査研究、広報、保健事業従事者研修等の活動を行い、もって国民の福祉の向上に寄与すること」であった。全国市長会、全国町村会、保健活動にたずさわる全職種がそれぞれの立場から参加できるようにし、住民の健康の維持向上のために力を合わせて研鑽することとなった。

活動内容は市町村保健活動の調査および研究・市町村保健活動に関する情報交換・市町村保健活動に関する知識の啓発および普及・市町村保健活動に関する研修および研究集会の開催・

市町村相互の連絡協調および関係機関、団体との連絡協力であった。最初は一七県で発足した全保協も、しだいに増えて三八県になり、全国の約二万人の市町村保健婦のうち一万六、〇〇〇人が加入するまでになった。多恵子はこれからの保健活動はますます地域主体の活動になる必要があり、市町村サイドから推進するためには各市町村相互の連絡、協調、情報交換が必要不可欠と考えていたため、心から設立を応援した。

全保協が行ってきた事業実績は、出版物としては『全保協ニュース』、『高齢化社会に向かって』、保健指導シリーズ『セルフヘルスチェック』（中高年編）、同（婦人編）、『リハビリテーション活動の実際』、『生活習慣病予防に関するモデル事例集』、『先進的な地域保健活動モデル集』などがある。

調査・研究としては「在宅寝たきり老人に対する訪問指導」、「市町村における老人保健活動の実態調査」、「市町村保健婦に関する意識調査」、「市町村保健センターに関する調査および研究」、「多様化する市町村保健事業における保健師のあり方に関する調査」などがある。一九七六（昭和五十一）年から在宅福祉研究委員会を設け、一九七八（昭和五十三）年に報告書をまとめた。

研修に関しては毎年国保中央会との共催で、全国の市町村保健活動に従事する人達への中央研修や各県での臨床実習、在宅保健婦研修、ブロック研修等を行ってきた。一九九九（平成十一）年には特定非営利活動法人（ＮＰＯ）として認証された。

多恵子は発足時から深く関わり応援してきたが、一九九九（平成十一）年からは常任理事・顧問として、二〇一三（平成二十五）年に三三年間に及ぶ活動の歴史を閉じるまで、会の活動を見守り、支援し続けた。

保健文化賞受賞

二〇〇一（平成十三）年九月、全保協が市町村保健活動発展のために行ってきた地域保健活動支援に対し、平成十三年度保健文化賞が授与されることになった。ＮＰＯ法人としては全国初ということで、「地域住民に最も身近な存在である市町村保健婦等により組織された団体として、永年にわたり市町村保健活動に関する調査研究、教育研修、情報および経験交流事業等、地域保健活動をサポートする活動を行い、その発展に貢献している」がその推薦事項として挙げられ、以下がその推薦理由であった。

・地域保健活動の当面の課題をテーマに、毎年、保健婦等の参加協力の下、適切な調査研究活動を継続し、その成果を活用している。
・中央・地方それぞれのレベルに適応する教育研修を自主的に企画実施又は支援を行い、保健婦等の専門職種としての資質向上に努めている。
・全国各地の特色ある市町村保健活動を紹介し、会員相互の経験交流を進めるため、定期的な機関誌を全構成員（約一万五、〇〇〇名）に継続して配布するなど、積極的な広報活動を進めている。
・保健婦人材確保の見地から、在宅保健婦の組織化および資質の向上策に協力している。
・早い時期に五健推進運動などを提唱し、五健体操の普及をはじめ、今日の「健康日本21」の先駆的な活動を通じて、地域の健康づくりに寄与している。

式典には多恵子も参列し、宇野会長が受賞者代表の挨拶の中で「介護保険が実施されて一年半が過ぎようとしています。今、介護保険の見直しが議論されておりますが、介護保険が実施されるまでには各市町村とも非常に困難なことがありました。しかし、実施の陰にあって、それを支えてきたのは全国の保健婦の皆さんなのです」と述べたのを聞き、永年にわたる保健婦の地道な活動が認められたことを心からうれしく思った。その感激を「全国市町村保健活動協議会、全国市町村保健、二〇〇一・一」に以下の文章を寄せている。

「思い起こすと、保健婦が昭和五十三年より国保から市町村に移管され、支柱を失ったような時『自主的な組織をつくろう』と全国から数人の同志が手弁当で集まり、その後、厚生省、国保中央会、市町村長の応援のもとに昭和五十五年に一七県の加入による全保協が発足した。現在、市町村保健婦約一万七、〇〇〇人中、一万五、〇〇〇人が加入する団体へと発展し、栄養士、看護関係者も加わっている。日本公衆衛生協会および国保中央会のご支援により毎年、調査、研究、研修会などを実施し、その積み重ねが今日の受賞となったことは言うまでもないことであるが、これを機に会員一人々が地域住民の健康のため、真のよりどころとなることを望み、そしてお互いに支え合い、研鑽し続ける全保協の発展を期待してやまない」

第四章　退職後の保健・福祉活動

多恵子は一九八一（昭和五十六）年十二月に五十五歳で厚生省を退職した。退職後、少しゆっくりして遊びたいと思い、少しの間、金子光や友人たちと国内外の旅行を楽しんだ。また、退職を機に今まで趣味として弾いていたピアノを、本格的にもう一度習いたいと考え、山本剛史につくことにした。

年が明け、多恵子は「一体、自分は何をやっているんだろう」と思った。仕事を離れてみて「自分はやはり本当に地域保健活動が好きなのだ」としみじみと思った。

そして全国母子健康センター連合会への再就職の話があり、一九八二（昭和五十七）年三月から組織部長・参与として母子健康センター事業に関する活動にたずさわることとなった。

全国母子健康センター連合会における保健活動

母子健康センターは、当時の日本、特に郡部では不衛生な無介助分娩や自宅分娩が多かったため、乳児死亡や妊産婦死亡率が高く、それらを改善するために児童福祉法による児童福祉施設として一九五八（昭和三十三）年度から全国各地に設置されていた。一〇年間で毎年約五〇か所ずつ開設され、医療施設の少ない僻地をかかえた市町村では国庫補助金を利用して次々と建設された。清潔な助産施設で、助産師の管理の下に安い費用で安心して分娩ができ、産後も七～一〇日間育児指導を受けながらゆっくり休養することができた。

一九六五（昭和四十）年に制定された母子保健法第二二条に「市町村は、必要に応じ、母子保健センターを設置するように努めなければならない　二　母子健康センターは、母子保健に関する各種の相談に応ずるとともに、母性並びに乳児および幼児の保健指導を行ない、又はこれらの事業にあわせて助産を行なうことを目的とする施設とする」と定められていた。一九七二（昭和四十七）年度までに、全国各地に六一六か所の母子健康センターが開設された。

多恵子が職に就いた一九八二（昭和五十七）年当時のわが国の施設外分娩の割合は全国で五八・三パーセント、郡部で七九・四パーセントであり、助産を行っている母子健康センターは約半数で、その三年前の調査に比べて一〇パーセント近く減少していた。昭和五〇年代、わが国は高度経済成長期に入り、健康保険制度や医療施設の充実によってより安全な病院での出産が多くなっていたのである。そのため、しだいに助産の利用者が減少し、半数近くの母子健康センターががん検診、循環器健診に利用されるようになり、転換期を迎えていた。母子健康センターに勤務する助産婦の高齢化による離職も理由の一つであった。

全国母子健康センター連合会は、一九六四（昭和三十九）年に全国の母子保健センター等の施設の普及および健全な発達を図ることを目的に設立された組織で、市町村の保健活動に必要な研修や出版、三年ごとの全国の母子健康センター活動状況調査や研究を行い、報告書を作成して公表していた。また、都市における母子保健問題の重要性から「都市における母性問題研究会」を発足させていた。

多恵子はこれからの老人問題は母子の問題でもあると考えていたので、医療はもちろん大切であるが、身近なところでの保健指導が大切であることを、研修会や講演などの機会を捉えては訴え続けた。

一九八九（平成元年）年三月、多恵子は組織部長の職を辞したが、一九九六（平成八年）に全国母子健康センター連合会が全国保健センター連合会に改組されるまで参与として支えた。改組後、事業の柱の一つとして母子保健に対する支援活動が継続されたため、多恵子は全国保健センター連合会理事として支援したが、全国保健センター連合会も二〇一一年三月三十一日に解散した。

仙台基督教育児院副院長、乳児院院長としての保健・福祉活動

一九八五（昭和六十）年、五十九歳になった多恵子は、育児院副院長であった弟の誠が亡くなったため、育児院の理事・副院長と乳児院院長を兼任することになり、仙台に戻った。育児院院長は兄の譲治で、その補佐役であった。二〇〇四（平成十六）年に七十八歳で育児院を退職するまでの二〇年間、多恵子は新たな保健・福祉活動を展開していったのである。

乳児院は何らかの事情で親が育てられない〇歳～二歳児を預かって養育する施設で、当時三〇名の子どもを預かっていた。多恵子は就任後まもなく、「すくすく子育て電話相談」をスター

トさせた。核家族化が進む中で、妊娠や出産、育児に不安を抱き、迷い、苦しんでいる女性が急増していることを、厚生省や全国母子健康センター連合会での仕事を通して知っていたため、そのような状況をなんとか改善し、困っている女性たちを救えないものかと電話相談事業を開始した。

また、一九八六（昭和六十一）年六月、育児院が創立八〇周年を迎えた際に、地域住民に育児院は何ができるかを知るために「小松島地区の福祉ニーズ調査」を行った。その結果、①老人の生きがい対策、②老人福祉施設の設置、③地域住民の交流の場の設置などが挙がった。そこで、一九八八（昭和六十三）年に多恵子の発案で、お年寄りにワープロや書道、陶芸などの趣味を楽しんでもらう生きがい対策を兼ねた託老システム整備推進事業〝小松島自由大学〟を、県と市からの援助を受けて開設した。自宅の玄関に迎えに行くと、認知症のお年寄りが「今から大学に行ってきます」と元気よく家族に挨拶して育児院に集まった。お年寄りたちは、好きなことに夢中になって一日を過ごすことで元気になり、生きがいをもつことができて非常に効果を挙げた。

育児院が児童施設でありながら老人福祉事業に着手し、社会福祉施設と地域の連携を全国に先駆けて実施したのは、厚生省で約二〇年間保健・福祉政策にたずさわってきた多恵子のアイデアによるものであった。

また、多恵子は乳児院の職員と一緒に、地域のために何かできることはないかと相談した。

そして、核家族や一人っ子で周囲にとけ込めなかったり、転勤族で育児の相談もできない母子が近年多くなっていることから、地域に住む就園前の母子を対象に、友達同士で遊べたり、よい親子関係が築けるようになることを願って「はとぽっぽの会」を立ち上げた。集団遊びの場として育児院の施設と設備を週に一度開放し、乳児院の子どもとも交流させたところ、口コミで参加者が次々と増えていった。それまでは乳児院の子どもと地域の子どもとの交流がなかなかできなかったのが、この教室でスムーズにできるようになり、双方の社会性を養うことに役立った。

「はとぽっぽの会」は一九九三（平成五）年の暮れ、七周年の記念行事として同窓会を催すことができた。大雪の翌日で、出席は少ないだろうと思っていたところ、四五組の母子が集まり、総勢一〇〇名以上の大盛況となった。終了時のアンケートには四〇名の母親から「楽しかった」、「転勤族だったが友達ができてよかった」、「家事を離れ親子で向き合えた」、「育児に対する不安が解消した」などの回答があった。ほかにも、母親たちからは「子育てが終わったらボランティアをしたい」、「介護の学習をしたい」などの意見が寄せられた。そこで、母親たちと一緒に介護の勉強をし、現在、その母親たちが乳児院のボランティアとして活躍している。こうした活動の輪はしだいに広がり、クリスマスにはたくさんのケーキが届けられる。

多惠子は常々、福祉のマンパワーは、必ず市民の中に潜在していると確信していると述べていたが、このような形で実現したのである。

また、多恵子のピアノの教師である山本剛史を育児院の音楽療法士として採用し、子どもたちへの音楽指導はもちろんのこと、ボランティアへのコーラス指導、地域に呼ばれてのミニコンサートなどの活動を続けている。特別養護老人ホームでは、徘徊老人が音楽の時間になると手をたたいて楽しんでいる。多恵子は、支えられる人も、支える人も一緒に楽しんでいくことが大事と考えていたのである。

一九八八（昭和六十三）年に全国に先駆けて、さまざまな事情で家庭での対応が困難な若年の妊産婦を、駆け込み寺的に受け入れる「母子緊急相談事業」を試行的に実施した。出産までの世話と、産後の母体回復までの世話を行う泊まり込みの新しいケアである。多恵子は知り合いの産婦人科の女医と連携し、それらの女性の医療相談や妊娠出産の世話をした。育児院で二、三日生活すると、暗かった母親の顔がみるみる明るくなっていった。出産後は、子どもを児童措置で乳児院に入所させるが、将来的には母親にはひきとられる子ども、養子縁組で養子にいく子ども、里子に出る子どもなどがいた。

当時、河北新報の〝人 話題〟の記事の取材を受け、多恵子は「現代の駆け込み寺としての役割を担いたいと力強く言い切った」と報じられた。

一九九〇（平成二）年に〝小松島自由大学〟の流れをくむ「小松島デイサービスセンター」が一七名の要介護老人の受け入れを始めた。

その他在職中に新たに始まった事業には、一九九五（平成七）年厚生省「都市家庭在宅支援事業」の実施、同年七月、「子育てなんでも相談事業」、一九九七（平成九）年八月には「小松島訪問看護ステーション」、一九九八（平成十）年四月「病後児デイサービス事業」、二〇〇〇（平成十二）年十月には地域小規模児童養護施設「かりんの家」の開設、二〇〇一（平成十三）年「虹の丘保育園」の開設などがある。

多恵子は一九八五（昭和六十）年から亡くなるまでの二七年間、宮城県公衆衛生協会の理事としての役割のほか、全国乳児福祉協議会副会長、全国保健センター連合会理事、日本予防医学協会・日本骨粗鬆症財団の評議員、全国老人クラブ連合会健康推進委員、全国母子保健推進会議監事、アルコール健康医学協会企画委員、宮城県精神保健審議会委員、、宮城県福祉事業団理事などを歴任した。また、東北福祉大学および仙台白百合大学の非常勤講師も勤めた。

二〇〇四（平成十六）年三月、七十七歳となった多恵子は仙台キリスト教育児院を退職した。

終章

本書は、牧師を両親にもった大坂多恵子という一人の女性が、生涯を人の命を見守る活動に捧げた物語である。

多恵子はくったくのない天性の明るさと温厚な気質で、だれとでもすぐ親しくなれるという特技をもち、華のある佇まいやおしゃれで、人生を何倍にも生きた。その多彩な交友関係は、橋本龍太郎、渡辺美智雄、小沢辰男、古井喜実など歴代の厚生大臣をはじめ、仕事の先輩・同僚・後輩、その他年齢・職業・職位、性別など関係なく、くもりのない善意で多くの人々の心を魅了した。

多恵子が話した中で印象に残っている言葉を以下に記したい。

・保健師活動の原点は、子どもが元気で健やかに育つこと、お年寄りが健やかに暮らしていけること、そして地域の人々が健やかに快適に暮らしていけることである。

・高齢化の進展により生活習慣病患者、要介護者高齢者が増加し、それに伴う医療費の増大は各種健康保険に大幅な赤字をもたらしている。これらの対策における保健師の役割はきわめて大きくなってきている。

・保健師は国や都道府県から次から次へと業務が委譲されてきて、目先のことだけに追われ、じっくりと事業に取り組むことができない。また、担当地域が広くなって、本当に地域に出る機会が少なくなった。

・厚生省では男性の中で仕事をし、その中で腕を振るうことは大変なことであったが、やはりアイデアが勝負だと思っている。行政ではやる気があればどこからでも予算を持ってくることができる。予算が取れなければ仕事をしたことにはならない。
・いろいろな仕事に深く関わることができたのは幸せなことで、多くのすばらしい仲間や、全国の保健婦の応援がなければ実現できなかった。
・人生において、仕事上でもプライベートでも何度か大変なことや失恋などもあったが、そういう場合は厳寒の能登半島や永平寺に行くなどしてわが身を省みた。そしてほとんどのことについて時間が解決しない問題はないと思っている。どんなに急いでも春が来るまで氷はとけない。
・看護職として一番大切なことは、人間性というか、人間愛、他人の痛みがわかることである。そして感性が必要であり、感性は教わって得られるものではなく自分で磨くものであるため、よく観察し、アンテナを高くして絶えず磨かないといけないと思う。
・自分を豊かにするために遊びは大切で、生涯楽しめる趣味をもつとよい。自分はピアノをやっていることで救われている。

若い人たちに送りたい言葉として、亡き母が大切にしていた言葉がある。

世の中で一番楽しく立派なことは、一生涯を貫く仕事をもつということです
世の中で一番みじめなことは、人間として教養のないことです
世の中で一番さびしいことは、する仕事のないことです
世の中で一番みにくいことは、他人の生活をうらやむことです
世の中で一番尊いことは、人の為に奉仕して決して恩にきせないことです
世の中で一番美しいことは、すべてのものに愛情をもつことです
世の中で一番悲しいことは、うそをつくことです

死を受け入れる様子

大坂多惠子は平成二十六年一月十日、東京の聖路加国際病院おいて死去した。葬儀は一月十七日仙台キリスト教育児院丘の家ホールにて、しめやかに執り行われ、生前の多惠子の広い交友関係を表すように、全国各地から多くの友人知人がかけつけた。

式を司った深田牧師が「多惠子さんは死さえも軽やかに飛び越えて神のみもとにいかれた」と述べたが、胃がんの発見から約一年間、ありのままの自分を受け入れ、月二回仙台と東京を行き来するそれまで通りの生活を続け、大好きなお酒も最後まで楽しんだ。亡くなる二週間前に聖路加国際病院のホスピスに入り、すべてを受け入れて静かに過ごした。

亡くなる前日の昼下がり、妹の美紗子によってピアノとアコーディオン、ソプラノによるミニコンサートが催され、ベッド上の多恵子の目は閉じられたままであったが、親しい友人一〇人あまりと一緒に楽しむようすがうかがわれ、別れの時をもつことができた。見事なまでの最後であった。

告別式は多恵子が生前、愛してやまなかった音楽による葬送で、式の終りに献奏としてバリトン歌手河野克典、ピアノの師であった山本剛史によるシューマンの歌曲集「ミルテの花」より〈献呈／Widmung〉が演奏された。

一、献呈 Widmung【変イ長調、三／二拍子】恋人を想う若者の恋人への賛歌

きみこそはわが魂よ、わが心よ、
きみこそはわが楽しみ、わが苦しみよ、
きみこそはわが生を営む世界よ、
きみこそはわが天翔ける天空よ、
きみこそはわが心の悶えを
とこしえに葬ったわが墓穴よ。

きみこそはわが安らぎよ、和みよ、
きみこそは天から授かったものよ、
きみの愛こそわが価値を悟らせ、
きみの眼差しこそわが心をきよめ、
きみの愛こそわれを高めるものよ、
わが善い霊よ、よりよいわが身よ。

（志田麓訳、『シューマン歌曲対訳全集』、音楽之友社より）

二〇一四年一月十日付で死亡叙勲が決定し、従五位瑞宝双光章を受けた。

わが国における保健師（婦）活動の歩み

地域保健活動のめばえ

現在、わが国は平均寿命や乳児死亡率などの衛生指標において世界最高水準を誇る国の一つとなっている。しかし約一五〇年前に明治政府を樹立し、欧米諸国を手本として近代国家建設に邁進した当時の平均寿命は男女とも四十歳台で、乳児死亡率は一五〇以上（出生千対）であった。富国強兵政策や産業の振興政策が最優先に進められ、衛生行政もこれらの国策の中に位置づけられた。当時、国民病といわれた結核が死因の上位を占めており、兵士となる青少年や紡績工場の劣悪な労働環境で働く女工たちの肺結核は、国家的課題であった。

・一八七四（明治七）年「医制」公布

政府は近代的な西洋医学の導入を決め、医学・公衆衛生行政を一元化した。新たな開国によって外国との交易が始まり、それに伴いコレラ、ペスト、痘瘡などの急性感染症が流入し、大流行が繰り返された。そのため感染症対策が新たな重要課題となり、上・下水道、清掃対策などの防疫体制を中心とした衛生行政の整備が必要となった。

・一八九二（明治二十五）年　京都看病婦学校（同志社病院）における巡回看護婦制度

わが国における保健婦活動の始まりといわれている。

一九〇四（明治三十七）～一九〇五（明治三十八）年の日露戦争、一九一四（大正三）～一九一八（大正七）年の第一次世界大戦など相次ぐ戦争とその後の経済不況により、国全体が疲弊し貧困層を急増させた。一九一八（大正七）年七月に富山県の漁村の女性たちから始まった「米騒動」は全国に広がり、軍隊が出動して鎮圧に当たる事態にまで発展していった。政府はこれらの貧困者の問題を放置できなくなり、対策に乗り出した。当時、主要な死因は結核と乳児死亡であり、結核死亡率（人口一〇万対）は二〇〇を超えていたため、看護婦や産婆が保健指導員として、工場や学校、産業組合、健康相談所などに雇われて、結核、乳幼児・妊産婦などの保健指導に当たった。保健婦の前身が誕生したのである。一九一六（大正五）年に労働者保護のための「工場法」、一九一九（大正八）

死因別にみた死亡率100年の年次推移
（明治32年～平成10年）

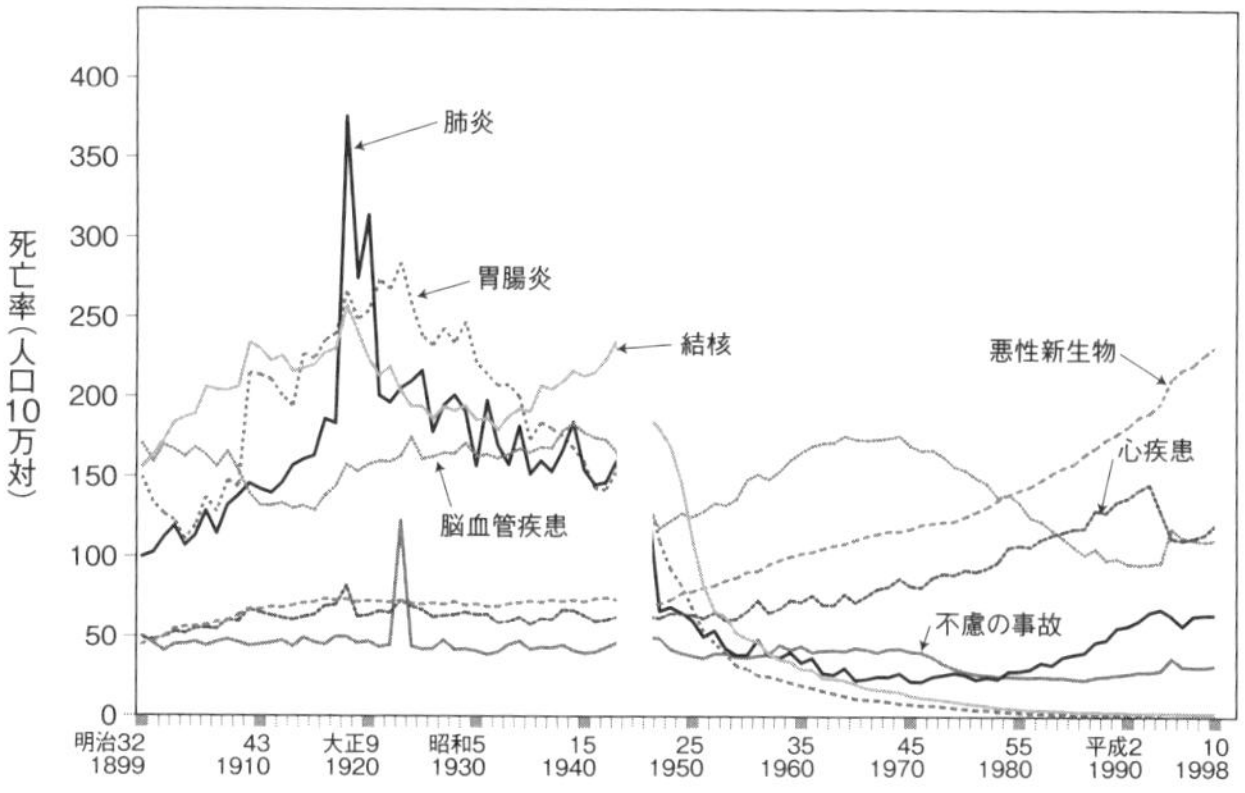

資料：厚生労働省、人口動態統計

年には「結核予防法」が制定された。

初期の地域保健活動と保健婦の誕生

大正時代中頃から昭和初期は地域保健活動の始まりの時期で、関東大震災を機に次々と事業が開始された。

・一九一九（大正八）年　東京賛育会病院・大阪市立児童相談所が巡回産婆事業を開始
・一九二三（大正十二）年　関東大震災時の済生会巡回看護事業、聖路加国際病院・東京市の共同事業による訪問看護事業の開始
・一九二六（昭和元）年　衛生局長通知「小児保健所の設置に関する件」
　国は高い乳児死亡率を改善するために各地に小児健康相談所を開設し、保健婦を配置し、家庭訪問、妊産婦や小児の生活指導・疾病予防に当たらせる方針を打ちだした。その専門職名として初めて保健婦の名称を用いた。最初に設置された大阪での活動の成果はめざましく、一〇年間で乳児死亡率を半減させた。
・一九二七（昭和二）年　聖路加国際病院の訪問看護部による公衆衛生看護活動の開始、大阪乳幼児保護協会における小児保健事業の開始

・一九二八（昭和三）年 大阪市立乳児院における訪問看護婦（産婆・看護婦）による訪問指導の開始

・一九三〇（昭和五）年 大阪朝日新聞社社会事業団「公衆衛生訪問婦協会」における健康相談事業の開始

・一九三五（昭和十）年 東北地方の凶作が契機となった東北更新会・北海道済生会病院巡回看護婦救農運動の開始

世界経済恐慌の影響により農山漁村は困窮し、収入減少のため医療費の負担が生活を圧迫した。乳児死亡率・結核死亡率は依然として高いままで、その上、戦時態勢に入ったため軍事費の増大により、国の財政が逼迫していった。

乳児死亡数・死亡率の推移

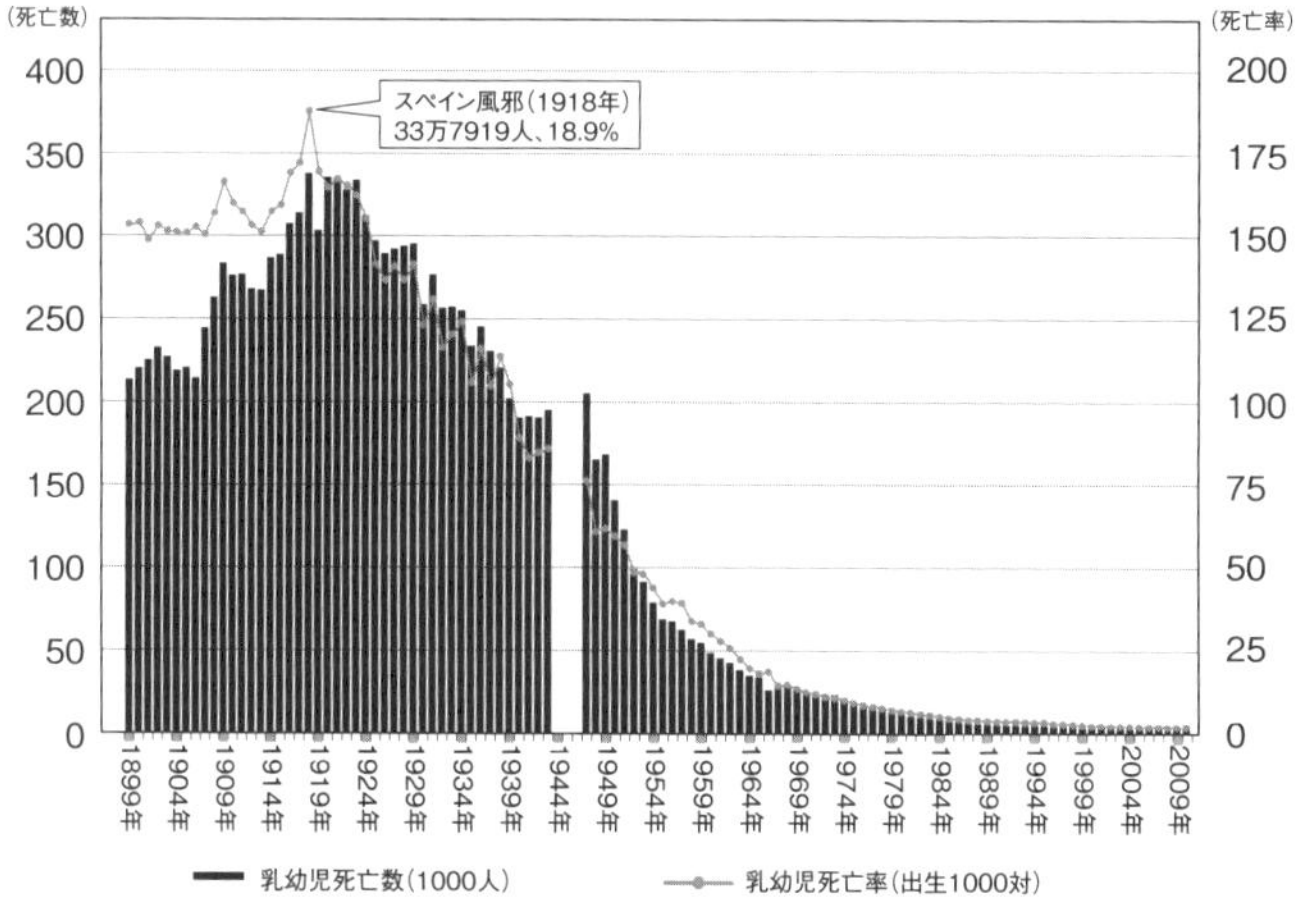

資料：厚生労働省、人口動態統計

・一九三七（昭和十二）年「保健所法」制定

健民健兵政策の一環として保健所が全国三九か所に設置され、地域保健活動の主たる機関として位置づけられた。各県に設置された保健所には看護婦が保健所保健婦として採用され、配置された。

・一九三八（昭和十三）年四月「国民健康保険法」制定

農山漁村の住民の生活を圧迫している医療費負担を軽減する目的で、病気になった時に備え、みんなでお金を出し合って相互に扶助し合う健康保険制度が導入された。国保法の中に保健婦の設置が盛り込まれ、自治体所属の国保保健婦が誕生し、国保の被保険者に対し結核や感染症の予防、妊産婦・乳幼児の健康相談、栄養指導を行った。

労働者を対象にした「健康保険法」はすでに一九二二（大正十一）年に制定されていたが、零細企業の労働者とその家族や、国保を実施していない市町村の住民は公的保険がない状態に置かれたままであった。

これらにより、保健所保健婦と国保保健婦の異なった二つの組織に属する保健婦による活動が始まった。国保保健婦の指導は国保連合会に置かれた保健指導員によって行われたため、指導体系が二元化されることになった。

一九五一（昭和二十六）年三局長四課長通知では管内のすべての保健婦は保健所長を中心に

統一ある行動をとり、保健婦活動の効率化を図るよう促した。一九六〇（昭和三十五）年二局長四課長通知で再び二元化されるが、一九七八（昭和五十三）年の局長通知「市町村における健康づくり実施体制の整備等について」、地域保健課長通知「市町村における保健婦活動について」、国保課長通知「国民健康保険の保健施設について」で、国保保健婦の身分を市町村に移管し、指導体制も一元化が図られることになるのである。

・一九三八（昭和十三）年　厚生省設置

徴兵検査において成年男子の結核や体位の劣化に危機感をもった陸軍省の主導により設置された。厚生省は国民保険協会を通じて保健婦のための全国保健所保健婦講習会を開催し、保健婦養成を推進した。ロックフェラー財団の援助による国立公衆衛生院が設立され、公衆衛生関係者の教育が開始された。

産業組合（現在の農業協同組合）は困窮する農村の保健活動を積極的に進め、①国民健康保険組合の急速な普及（産業組合による代行）、②組合病院の整備拡充、③保健婦の設置を打ち出した。

結核対策、乳児死亡率・妊産婦死亡率の改善という国家的重要課題に取り組む保健婦への社会的ニーズが高かったことから、各機関で別々の資格や名称で働く保健婦たちが、国の資格制度を求めて声を上げた。

・一九四一（昭和十六）年「保健婦規則」の制定

引き続く戦争に勝つためには国民の健康は重要で、健民健兵政策を推進するために保健婦の資格を一定にし、適切な指導ができる保健婦の普及を図ることを目的に制定された。保健婦とは「その名称を使用して疾病予防の指導、母性又は乳幼児の保健衛生指導、傷病者の療養補導、其の他、日常生活上必要なる保健衛生指導の業務を為す者で、年齢十八歳以上の女子で地方長官の免許を受けたるものに限る」として保健婦の位置づけが明確になり、専門的職種として正式に認められた。

戦時体制下における保健活動

戦時体制に入っていく中で、保健婦は人口政策確立要綱の下に結核や乳児死亡の減少に努力するとともに、「産めよ殖やせよ」をスローガンに活動していた。また、しだいに無医村化した農山村の保健医療はすべて保健婦が担わざるを得ない状況となっていった。結核予防では、家庭内感染であるにもかかわらず遺伝病と信じている人たちの偏見を除くための衛生教育、乳児死亡ゼロを目指した健診・育児指導などの母子保健活動、ヤギや鶏を飼うことの推奨などの栄養指導、農繁期の季節保育所の開設、はては妊産婦の保護のために嫁姑の人間関係の調整による問題解決、疾病予防の衛生教育、環境衛生など寝る間も惜しんで活躍していた。

このの ち保健婦数は一九四一年の三四四名から、一九四三年には三、二七二名と飛躍的な増加をみることとなった。

・一九四一（昭和十六）年　厚生省人口局総務課厚生技手に金子光が採用された。

・一九四二（昭和十七）年「国民医療法」制定

保健婦・助産婦・看護婦は、医師および歯科医師と並んで医療関係者として法的に位置づけられた。

戦後のＧＨＱ政策と戦後復興期における保健活動

一九四五（昭和二十）年八月、第二次世界大戦が終結し、敗戦国となったわが国の国土は荒廃し、壊滅的状況にあった。空襲で焦土となった東京では焼け残った学校などに被災者のための救護所が設置され、駅にも外地からの引き揚げ者のための救護所が設けられた。国民全体が食糧難と栄養失調に苦しみ、その上引き揚げ者や復員軍人による発疹チフス、痘そう、コレラなどの外来伝染病の大流行で衛生状態も悪く、人々の生活は混乱の極みにあった。

また、敗戦により、わが国は連合国軍の占領下に置かれ、GHQによって民主化が推し進められ、一九四六（昭和二十一）年十一月に公布された日本国憲法第二五条「すべて国民は、健康で文化的な最低限度の生活を営む権利を有する。国はすべての生活部面について、社会福祉、社会保障及び公衆衛生の向上及び増進に努めなければならない」の基本的人権の尊重を柱に、生存権と国の社会的責任が定められた。

ＧＨＱは多数のアメリカ人とその家族・軍人たちの健康を守るためと、保健衛生に強い指導力を発揮するために「保健及び厚生行政機構改正に関する件」の覚書を発した。国民の疾病罹患と伝染病対策状況の把握、保健衛生行政機構、保健所機構の拡充強化などの改革が公衆衛生福祉部サムス部長・オルト看護課長たちによって推し進められた。

看護制度の改革については、公衆衛生看護学修士をもつオルト課長が、看護制度の改革や日本の医療の考えを、医師中心の医療ではなく、幅広い総合保健（包括）医療・看護として捉え直すために、看護指導者の再教育や基礎教育の改革に積極的に取り組んだ。

・一九四七（昭和二十二）年「保健所法」の全面改正

それまで警察署が担っていた衛生業務が、全面的に保健所に移管された。人口一〇万人に一か所、都道府県・政令市に保健所を設置することを目標とした全国的な保健所網の整備強化を行い、厚生省→都道府県衛生部→保健所という中央・地方のラインの機構整備がさらに推進された。保健所が地域における保健行政の第一線機関として位置づけられ、医療従事者資格制度の見直しなども行われ、保健婦は公衆衛生向上のための中心的存在として活動することで、保健衛生事業は飛躍的に進展した。保健所には医師をはじめ保健婦などの多くの専門職員が配置され、新たな業務として環境衛生、公共医療事業、衛生試験、検査などの部門を加え、結核、性病、歯科疾患、その他の疾病の治療も行う公衆衛生の専門技術機関として再出発した。

保健所で行われたサービスは、①公衆衛生看護／地域社会サービス・学校保健・家庭訪問、②母子保健衛生／妊婦、新生児、子どもの合併症予防、健康促進、③統計、④診断のための検査、⑤歯科衛生、⑥栄養サービス、⑦サニテイション（清掃）、⑧公衆教育、⑨医療社会サービス、⑩伝染病防止、⑪結核防止、⑫性病防止などであった。

終戦直後の保健婦の業務の中心は伝染病と結核対策で、検疫調査や防疫活動に追われ、結核患者の家庭訪問指導、保健所での結核クリニック、気胸療法も加わった。戦時中の「産めよ、殖やせよ」運動は受胎調節・家族計画指導に変わっていったが、乳児死亡率、妊産婦死亡率は依然として高く、保健活動の重要課題であった。

保健婦は地域の婦人会と手を組んで生活改善運動として万年床追放運動、窓開け窓作り運動、寄生虫一斉駆除運動に取り組んだ。栄養不足に対しては酪農組合を設立し、牛乳や山羊乳の配布を計画したり、ユニセフミルクを手配したり、生活改善運動の中心的存在として活動した。

また、「児童福祉法」、「予防接種法」、「優生保護法」、「学校保健法」などが次々と成立し、「結核予防法」も改正され、保健医療に関する予算および保健医療従事者は大幅に増えていった。全国各地には、GHQによるモデル保健所が設置され、保健婦が白い襟にライトブルーの制服に身をつつみ、黒い箱型の訪問カバンを持って自転車に乗ってさっそうと訪問する姿は、地域住民の間でひときわ目立つ存在であった。

その一方で国保保健婦は、下駄履きで日に一往復のバスを待ちながらの家庭訪問や、予防接種、事務職員代わりの帳簿整理などに追われていた。保健所保健婦は身分的に安定していたが、国保組合が財政上の理由から次々と閉鎖され、減少の一途にあったため、国保保健婦は被保険者の疾病予防、健康の保持増進、国保制度の健全運営を図るための保健施設活動を担う貴重な存在であったにもかかわらず、退職、転職者があいついだ。終戦当時約七、〇〇〇人いた国保保健婦は一九五〇（昭和二十五）年には四、九〇〇人に減少していた。

・一九四八（昭和二十三）年「保健婦助産婦看護婦法」制定

第一条に「この法律は保健婦、助産婦及び看護婦の資質を向上し、もって医療及び公衆衛生の普及向上をはかるのを目的とする」とあり、保健婦・助産婦・看護婦の資質向上のための教育水準、高等学校卒業者とする受講資格、教育年限、国家試験等について定められた。

第二条に「保健婦とは、厚生大臣の免許を受けて保健指導に従事する女子をいう」と定められた。また、厚生省に看護課を設置し、各都道府県には看護課または係を設置することも明記され、中央と地方自治体の中での看護に関する事務の所轄が明らかにされ、看護行政が確立した。

戦後のGHQの強力な指導の下で、わが国の公衆衛生活動は飛躍的に前進し、結核の死亡率、乳児死亡率は年々改善していった。昭和二十年代後半においても保健婦活動の中心は結核患者の集団検診と家庭訪問、寄生虫対策、感染症対策で、戦後のベビーブームに対する受胎調節指導や生活改善運動が加わった。

政府は食糧増産と、海外からの引き揚げ者・戦災者・復員軍人等の失業対策、そして民生安定の一環として、山間部の僻地での緊急開拓事業の施策を開始した。未経験者が原野に入植し、新しく農地を開墾する苦労は大変なものであった。一九四八（昭和二十三）年、入植者の健康保持と生活向上の目的で農林省管轄の開拓保健婦設置事業が開始され、一九七〇（昭和四十五）年に厚生省に身分が移管されるまで続いた。

また、同じ頃、保健所保健婦を駐在させる駐在保健婦制度が香川県・高知県に始まり、全国一八県で実施され、地域住民に密着した活動は高い評価を得た。

一方、国保の保険料の未納者が増え、全国で多数の組合が閉鎖されていったことに伴い、国保保健婦は活動の場を失い、しだいに減少していった。

高度経済成長期における保健活動

一九五〇（昭和二十五）年の朝鮮戦争を契機にわが国の経済は高度成長期に入り、政府は「所得倍増計画」を打ち出した。一九五〇年代後半ごろから産業構造が変化し、第一次産業から第二次産業に移行し、しだいに第三次産業の割合が高くなっていった。それに伴い農村から都市への労働人口の流入と農村の過疎化が起きてきた。重工業や製造業の成長により労働者の賃金は上昇したが、人々の健康を蝕む新たな公害問題などが起こり、健康問題も変化していった。

一九五二（昭和二十七）年、講和条約締結により、GHQの占領が終了した。

一九五三（昭和二十八）年の「町村合併促進法」施行により町村合併が進み、保健婦の担当人口、担当地区の拡大などがあり、地域の変化に対応できない保健所に対し「保健所黄昏（たそがれ）論」が起こった。

・一九五八（昭和三十三）年十二月　国民健康保険法の改正
　市町村に国民健康保険事業の設置が義務づけられ、全市町村が一九六〇（昭和三十五）

年度中に国保事業を実施しなければならないとされ、住民も加入することが義務づけられた。この皆保険を前提に国保保健施設活動の強化拡充、すなわち保健婦の活動体制に関する通達「二局長四課長通知」が出され、再び国保保健婦は被保険者の健康増進のために活動するようになっていった。

・一九六〇（昭和三十五）年「二局長四課長通知」の通達

地域のニーズ、地区診断に基づく保健所と市町村による共同保健計画の作成、国保保健婦の配置基準の変更、保健所・市町村・関係機関等の共同と、保健所の技術的な指導について示された。また、同年「保健婦のための処置指針」が日本医師会と日本看護協会保健婦部門との間で取り決められ、保健婦が行える医療行為の基準が出された。

昭和三〇年代後半から昭和四〇年代に入り、国の高度経済成長政策や地域開発の影響が、住民の生活や健康に現れ始めた。熊本・新潟水俣病、イタイイタイ病、四日市喘息、カネミ油症、森永ヒ素ミルク中毒などの公害問題などが各地で次々と起こった。森永ヒ素ミルク中毒事件は一万一、〇〇〇余名の乳幼児に中毒が出た一大食品公害事件である。一九六九（昭和四十四）年には、一四年間放置されていた被害者の実態が保健婦の訪問調査により明らかになり、保健婦たちは後遺症患者の訪問に取り組んだ。その他の公

市町村数の推移

年　月	計	市	町	村
1950（昭和25）年 1月	10,443	235	1,862	8,346
1955（昭和30）年 4月	5,206	488	1,833	2,855
1965（昭和40）年10月	3,375	560	2,000	815
1975（昭和51）年 4月	3,256	643	1,978	635

害問題にも保健婦たちは住民の健康を守るために住民とともに取り組んだ。

一九六一（昭和三十六）年、ポリオの大流行があり、親たちの不安に保健婦たちがともに取り組み、〝子どもたちを守りたい〟の声が当時の古井善実厚生大臣の薬事法違反覚悟の大英断を促し、ワクチンを緊急輸入させ、流行を抑えた活動もあった。

一九六七（昭和四十二）年には「公害対策基本法」等の公害関係法が次々と制定され、一九七〇（昭和四十五）年には総理府に公害対策本部が設置されて、公害元年とも言われた。全国各地で保健婦が住民の健康を守るために、住民とともに公害等の健康問題に取り組んで活動した。


保健医療の課題は結核などの感染症や母子保健から、生活習慣病、環境汚染、薬害、難病へと転換し、保健婦の活動は、成人病検診の未受診者、未治療者、寝たきり老人への家庭訪問が増えていった。

・一九六一（昭和三十六）年四月　「国民皆保険」・「国民皆年金」実現
「いつでも、どこでも、だれでもよい医療」を受ける権利がある国民皆保険制度が導入されたことにより、国民が平等に医療サービスを受けられるようになった。医療の需要が急速に伸び、病院・病床数の増加につながった。結核患者管理体制も全国的に整備され、保健婦の家庭訪問の多くは結核対策であり、受診の勧奨や服薬指導、予防接種、検診などであった。また、新生児や乳幼児をもつ母子への家庭訪問もしだいに増えていった。

・一九六五（昭和四十）年「母子保健法」制定
妊産婦と乳幼児だけでなく、将来妊産婦になる女性の健康管理も含めた総合的な母子保健対策が推進されることになり、検診、検診後の事後支援、療育支援などが保健婦によって行われた。

・一九六五（昭和四十）年「精神衛生法」改正
ライシャワー駐日アメリカ大使刺傷事件がきっかけとなり、保健所が精神保健行政の第一線の機関とされたため、患者・家族会の結成など家族ぐるみ、地域ぐるみの取り組みが行われ、保健婦の精神障害者への家庭訪問件数は急増していった。一九八七（昭和六十二）年に「精神保健法」に改正され、精神障害者の在宅生活を基盤とした地域保健活動の強化へと政策転換が図られ、精神障害者の社会復帰を援助するための相談・指導やデイケアが積極的に行われるようになった。

少子・高齢社会における保健活動

一九七三（昭和四十八）年二月、閣議で「高福祉・高負担」が決定し、年金、老人福祉対策、難病、成人病対策、医療給付体制、医療保険制度の改善などが重点的に行われることになり、厚生省予算が前年比三一・〇パーセントの伸びとなった。この年は「福祉元年」ともいわれ、全国の七十歳以上の老人医療費の無料化が実現した。

一九七五（昭和五十）年頃、わが国の乳児死亡率の低さや平均寿命は世界の最高水準に達した。しかし、同年秋のオイルショックに始まる世界的な不況により、国や地方の財政状態が悪化し、保健福祉施策は後退していった。そして一九八二（昭和五十七）年「老人保健法」の制定により、翌年二月老人医療費の無料化は廃止となった。

・一九七八（昭和五十三）年四月　厚生省「第一次国民健康づくり対策」

一九七〇（昭和四十五）年代以降、医療費の増大により厚生省も何らかの対策を講じなければならなくなった。

アルマ・アタにおけるＷＨＯのプライマリーヘルスケア宣言の理念を受け、一九七八（昭和五十三）年、国民健康づくり対策が厚生省あげての新しい事業として予算のトップに挙がり、国民すべてが健康な生活を送れることを目的に、総合的な健康づくり政策が推進されることになった。「自らの健康は自らで守り、作る」を基本に、生涯を通じての健康づくり対策として各種検診の強化と、生涯を通じての地域に根ざした健康づくり活動が一〇年計画で進められ、その一環として市町村保健センターの設置が促進された。健康づくりには「栄養・運動・休養」を柱にした保健指導が不可欠で、保健婦の役割がそれまで以上に重要になった。当時、小さな市町村には保健婦がいないところもあったため、まずは全市町村に保健婦を配置することが大きな課題であった。そのため、国保保健婦の身分が市町村に移管され一元化された。

また、一元化に際して厚生省における保健婦の指導部門は保険局国民健康保険課から公衆衛生局地域保健課に移管され、新たに保健婦業務を専門に主管する「保健指導室」が設置され、初代室長に大坂多恵子が就任した。

・一九八二（昭和五十七）年「老人保健法」制定

「国民の老後における健康の保持と適切な医療の確保を図るため、疾病の予防、治療、機能訓練等の保健事業を総合的に実施し、もって国民保健の向上および老人福祉の向上を図ること」を目的に、包括保健医療を実現する「老人保健法」が制定され、四十歳以上の全住民を対象とした老人保健事業がすべて市町村に移管された。老人の訪問看護指導事業・リハビリ訓練指

就業場所別にみた就業保健師（婦）の年次推移

		S40	45	50	52	53	55	57	59	61	63	H2	12	24
地域保健	保健所	5,926	6,356	7,144	7,290	7,437	7,649	7,870	8,150	8,386	8,460	8,749	7,630	7,457
	国保	5,477	5,362	5,799	6,008	7,226	7,750	8,390	9,486	10,273	11,033	11,673	20,646	26,538
	市町村	573	637	920	1,011									
	小計	11,976	12,353	13,863	14,309	14,663	15,399	16,250	17,636	18,659	19,493	20,422	28,276	33,995
保健師（婦）学校養成所		79	98	160	172	175	169	188	215	227	293	258	641	1,119
病院・診療所 老人保健施設		502	474	748	771	890	1,057	1,246	1,320	1,439	1,842	2,426	3,210	5,059
事業所		952	783	794	871	875	852	953	1,112	1,080	1,154	1,254	1,672	4,119
その他		450	299	400	467	413	480	490	575	645	777	943	2,982	2,987
合計		13,959	14,007	15,962	16,590	17.016	17,957	19,137	20,858	25,050	23,559	25,303	36.781	47,279

注 1. 国保保健婦は、昭和 53 年度に市町村保健婦に移管された。　（衛生行政業務報告書による）
2. 市町村欄には都道府県派遣職員を含む。

導事業や基本健診・がん検診などさまざまな保健事業が開始され、寝たきり老人への訪問指導や機能訓練事業、家庭介護教室などの事業も盛んに行われるようになった。保健事業を展開する上での主要な担い手として保健婦が位置づけられ、保健婦の活動分野はさらに拡大していった。

一方、県型保健所で主に担当するのは痴呆症や精神疾患、難病、感染症等となり、両者の機能がはっきり区分された。

・一九八五（昭和六十）年に日本初のエイズ患者が確認され、死亡したのを契機に、エイズは大きな社会問題になった。保健所ではエイズの検査や、相談が開始された。

・一九八九（平成元）年　〝高齢者福祉推進一〇か年戦略（ゴールドプラン）〟制定

高齢者福祉の基盤整理と寝たきり老人ゼロ作戦が展開され、一九九四（平成六）年に見直しがあり、新ゴールドプランとしてより一層の保健・医療・福祉の連携による予防的健康の重視や生活の質の向上に重点を置いた活動が打ち出された。

・一九九一（平成三）年　「老人保健法」の改正

要介護老人が在宅で療養できるようにかかりつけ医との連携の下に老人訪問看護制度が創設された。この改正により国民が適切な保健サービスを受ける場として家庭が想定され、新たに訪問看護事業が法的に位置づけられ、訪問看護ステーションが制度化された。

・一九九四（平成六）年「地域保健法」制定

少子高齢化、疾病構造の変化、要介護高齢者の急増などの多様なニーズに対応するため、「保健所法」が改正され、地域保健法が制定された。住民に身近で頻度の高い母子保健などの活動は市町村が実施主体となり、保健所には精神保健などの広域的・専門的・技術的な役割が求められた。

・一九九四（平成六）年「エンゼルプラン」策定

少子化・核家族化の進展や子どもや家庭を取り巻く環境に対応するため策定され、一九九九（平成十一）年に重点的に推進すべき少子化対策の具体的実施計画「新エンゼルプラン」、二〇〇〇（平成十二）年には21世紀の母子保健の重要な取り組みである「健やか親子21」が策定された。また同年、「児童虐待の防止等に関する法律」も制定された。保健婦は子育て支援にも重点的に取り組むことが求められ、保健・医療・福祉・教育・労働の各分野と協働して進めていくことが必要となってきた。

・一九九七（平成九）年「介護保険法」の制定

保健婦にはケアコーディネーターとしての役割や、要支援・要介護者へのケアマネージメントが要求されてきた。また、二〇〇五（平成十七）年の改正では、介護予防が重視され、保健と福祉の統合が進んできた。二〇〇六（平成十八）年には高齢者への総合支援窓口として地域包括支援センターが設置された。

・二〇〇〇（平成十二）年三月「健康日本21」の通知

少子高齢化の進行、要介護高齢者の増加、生活習慣病の増加による疾病構造の変化、医療技術の進歩、医療費の高騰などに伴い、国民一人ひとりが健康でできるだけ長く暮らす、いわゆる健康寿命を延長させ、生活の質を向上させるために、二一世紀における国民健康づくり運動「健康日本21」が推進されることになった。そのため、生活習慣の改善など栄養・食生活、身体活動・運動、休養・心の健康づくり、飲酒、喫煙、歯の健康、糖尿病、循環器病（心臓病・脳卒中）、がんの九分野にわたり、七〇からなる具体的な目標値が提示された。

・二〇〇二（平成十四）年「健康増進法」の制定

「健康日本21」の法的整備として制定された。

・「健康日本21（第二次）」の策定

平成十二年度から一二年間推進されてきた「健康日本21」が平成二十四年度末で終了となるため、「健康寿命の延伸」と「健康格差の縮小を」基本方針に二〇一二（平成二十四）年七月「健康日本21（第二次）」が告示され、新たな取り組みが始まった。

平均寿命の推移

調査年	男	女
明治24年(1891)－ 31年	42.8年	44.3年
明治32年－36年	43.97	44.85
明治42年－大正2年	44.25	44.73
大正10年－14年	42.06	43.20
大正15年－昭和5年	44.82	46.54
昭和10年－11年	46.92	49.63
昭和22年	50.06	53.96
25－27	59.57	62.97
30	63.60	67.75
35	65.32	70.19
40	67.74	72.92
45	69.31	74.66
50	71.73	76.89
55	73.35	78.76
60	74.78	80.48
平成元年	75.91	81.77
5	76.25	82.51
10	77.16	84.01
12	77.64	84.62

［資料］厚生省「簡易生命表」「完全生命表」より

大坂多恵子を偲んで

大坂先生を偲んで

元福岡県国民健康保険課指導保健婦
倉地　レイ子

昭和三十六年九月、県国民健康保険課指導保健婦の辞令をもらいました。後日、保健所のみの経験で未熟な自分には大それたことと思いましたが、後悔先にたたずでした。

昭和四十五年、県において国保保健婦のよりどころとして支援する国保保健婦協議会を設立、五十三年には市町村保健婦と改めました。その後、頼りとする全国市町村保健活動連絡協議会が大坂先生の御支援により設立され、通算四十数年余、多面に亘る御指導を賜りました。

昭和三十年代炭鉱の不況で閉山が相次ぐなど厳しい状況でした。保険者から国保に役に立たない保健婦は要らないと厳しい保健婦不要論が高まりました。当時の苦渋の日々を思い出します。大坂先生の意図される内容が包含された二局長四課長通知並びに解説書、共同保健計画等は具体的で理解し易く、縦割行政のひずみの中で問題も多岐に亘りましたが、事業推進には欠かせない金科玉条となり、実施に活かし対処することができました。ふり返れば多くの示唆や御支援に支えられ、今日があることを痛感し恵まれていた自分を認識しております。

最も印象に残るのは社会保険大学校における宿泊研修でした。大坂先生の手によって、多くの保健婦の声が生かされた内容で構成された企画だったと思います。例えばレセプトの読み方、統計のとり方、その活かし方、生活リハビリ、保険給付と保健施設（直診と保健活動）は車の両輪であること、保険税の賦課や事業の運営等、幅広く時宜を得た、国保事業に寄与できる内容がふんだんに盛り込まれた研修で、一年間のエネルギーを充電するに値する楽しい数日でした。更にブロック（九州地区等）における研修会は事業推進に大いに参考になり、各自の活動への意欲を高め、誇らしくさえ思いました。保健所保健婦から羨ましがられた記憶があります。

四〇年の歳月のうちには、先生からお声をかけてくださることもたびたびあり、都内において先生のプロ級のピアノの旋律にひたりながら麦色の盃を傾けたり、先生のマイカップ（陶器のあたたまりにくい器）でいただくこともありました。また、当地では毎年御講演をお願いし、夜になれば近くの屋台に繰り出し、地元の人々と楽しく盃を汲み交わされたことなどを鮮明に思い出します。先生が好まれた梅割りにならい、私も焼酎に梅干を入れていただく日々です。地域に溶けこみ、細かなお気遣いやご配慮下さるのを見るたびに、先生の偉大な人格や愛情の深さ、実行力、日常生活の中の豊富な知識を学ばせていただきました。

もう一度屋台で御一緒したいと待ち望んでいました。四十数年間ずっと見守り続けていただき、御指導賜りましたことに深く感謝申し上げます。

多恵子先生ありがとうございました！

全国土木建築国民健康保険組合関西事務所高松保健指導室
山﨑　恵子

今、私の机の上にある一枚の写真～聖路加国際病院でがんを告知された直後に愛妹美紗子さんが撮影した写真～そこには日野原重明先生が多恵子先生の肩に腕を回し、お二人がしっかりと握手し微笑んだ姿があります。

亡くなる三六日前の十二月五日、ご自宅にお伺いし、お目にかかったのが先生の最後の姿でした。いつもそうだったように満面の笑顔で玄関に出迎えてくださり、美味しいものを見出す達人の多恵子先生らしい最高のおもてなしをいただきました。赤ワインを空気に触れさせた飲み頃を、優しく寄り添う美紗子さんにも説明しながら、本物の味を堪能させてくださいました。お食事の途中、優しいタッチで美しく奏でて下さった『トロイメライ』と『聖しこの夜』のピアノの音色はいつまでも心の底に残っています。お持ちしたレースの肩掛けを早速身に着けられたおしゃれな先生は、ピンと背中を伸ばしてヒョイとお澄ましして、傍にある鏡を時々覗いていらっしゃいましたね。

たくさんの懐かしい日々も思い起こされました。保健師として第一歩を踏み出した未熟な私を「私の子飼いよ」と言って、多くの場所にご一緒させてくださいました。ある時は、ガード下の屋台に続いて帝国ホテルのラウンジに移動してカクテルを楽しみ、また、「ベルマンズポルカ」というドイツ酒場で朗らかに歌い、先生は飛び入りのピアノ演奏で拍手を独り占めされました。そして、お誘いくださった保健師公衆衛生欧州視察。これらのすべてが、先生の「保健師はもっと遊び、世の中を知り、広い視点をもち、発想を豊かに」とのお導きでした。同時に先生はいつも、私たちの現場の声を大切に聴き、深く頷き、受け止めてくださいました。このように、ピアノを愛し、お酒を酌み交わし、大局をみすえて雄々しく、優しく朗らかに歩む多恵子先生が大好きでした。

近況を知ってお電話した時には、穏やかな口調で「がんでよかった、皆にありがとうと言ってお別れできるでしょう」とおっしゃいました。毅然と病を受け入れて、仙台と東京のご自宅を往復しながら、最後まで自分らしく生活を貫くお姿は神々しくさえ感じました。十二月二十六日に緩和病棟に入院されましたが、一月十日に神の御許に召されました。なんという多恵子先生らしい最期でしょう。

深い愛情と情熱をもって保健師活動の礎を築き導いてくださった多惠子先生は、私共の心の中に生き続けます。ありがとうございました。

付記

多惠子先生に私を紹介してくださったのは香川県国民健康保険団体連合会の初代女性課長の、今は亡き土井一子さんです。地道な保健師活動の素晴らしさを理解し、その支援に尽力された方で、先生とは夜を徹して激論を交わした同志でもあり、親友でした。このお二人の絆があっての、多惠子先生との出会いに深く感謝いたします。

「多恵子様を偲んで」

日本伝統俳句協会東京支部長
聖路加女子専門学校（同級生）
坊城　中子

隅田川沿ひのベンチに風薫る

木の影にあれば薫風集まり来

一筋の道を極めて汗涼し

あとがき

前全国市町村保健活動協議会会長
前千葉県大網白里町町長

堀内　慶三

人生はお金持ちより健康が一番大切だと思う。

大坂多恵子さんという保健活動に生涯をかけた女性が、平成二十六年一月に八十七歳の人生に幕を閉じました。

私は九十九里浜に近い大網白里町の町長を務めていましたが、縁あって全国市町村保健活動協議会（全保協）の会長を仰せつかり、常任理事の大坂多恵子さんの素晴らしい考えと行動力に改めて感動しました。

行政の長や政治家は国民の健康についての話はしますが、保健活動の現場についてはあまり知らないのが実情です。ましてや、高齢社会を迎え医療費や介護など民生費が毎年増え続ける現状に歯止めをかけたり、医師や看護師の不足の状況下で病気を予防したり、保健指導を懸命に身を粉にして活動している保健師の存在を理解しているでしょうか。国は歳出削減の名のもとに事業仕訳を行い、厚労省から国保中央会の活動費として全保協が進める保健活動の補助金をあっさり削減しました。保健師の活動を研修会を通して全国に広げようとする事業に、国はストップをかけたのです。大坂多恵子さんや役員は頭を抱え込んでしまいました。財源なければ解散か！　大坂先生は踏ん張りました。「全保協の灯を消しちゃだめよ！　国民の健康を守りましょう」と、癌が蝕みはじめた体に鞭打って仙台から東京まで何回も往復されましたが、さぞや辛かったことでしょう。

保健師の団体は他にもありますが、国の制度の揺れ動く中で行政と保健師、看護師、栄養士など横断的に、厚労省の情報を現場に徹底させる為の講演会や専門研修を定着させた功績は大きい。大坂先生を知る人達は、その取り組みや教えを風化させない為にも、半生記を出版して伝えようと考えていましたが、多恵子さんは無情にも上梓《じょうし》を待たずに世を去りました。しかし聖路加看護大学の後輩である元横浜市立大学教授の結城瑛子氏が筆をとって、このたび出版にこぎつけてくださったことは感謝にたえません。

数々の苦労話がよみがえる一方で、多恵子先生から仕事の後「会長、銀座に飲みに行こう」と誘われドイツ風居酒屋にいったのが思い出されます。ソーセージにドイツビールで乾杯！　そして店長からのピアノ演奏のリクエストに彼女は颯爽とピアノに向かい、ショパンの曲を奏で始めました。高齢にも拘わらず楽譜なしで生き生きと楽しそうに演奏する姿は、到底忘れ去ることはできません。

施設訪問の後、二人で歩いた九十九里の浜辺、抜けるような青い空、オーシャンブルーの太平洋、そして白い砂浜は大坂多惠子そのものであり「保健師の母」と呼ぶに相応しい女性でした。

年譜

西暦	年	年齢	年譜	社会情勢	保健医療福祉に関する事項
1926	大正15年 昭和1年	0歳	8／16大坂鷹司・トヨ夫妻の第二子（長女）として川崎市小川町74で誕生。		小児保健指針衛生局長通知「小児保健所の設置に関する件」 乳幼児の訪問活動を行う専門職として保健婦の名称使用 大正・昭和初期にかけ賛育会病院・大阪乳幼児保護協会・聖路加国際病院・大阪朝日新聞社社会事業団等で訪問看護事業開始
1929	昭和4年	3歳		世界経済恐慌	
1930	昭和5年	4歳	父の仙台北星教会赴任により仙台に転居。北星幼稚園入園。弟、誠誕生。		
1931	昭和6年	5歳		満州事変	寄生虫病予防法
1932	昭和7年	6歳	父、牧師を辞し仙台基督教育児院第7代院長に就任。妹、弥栄子誕生。	上海事変	結核予防相談所
1933	昭和8年	7歳	上杉山通尋常小学校入学。	国際連盟脱退	
1935	昭和10年	9歳	妹、百合子誕生。両親上京中母が病気になり聖路加国際病院に入院。育児院小松島に移転のため転居。		東北更新会発足 京橋区特別衛生地区保健館開設
1937	昭和12年	11歳	母トヨ死去　41歳。	日華事変	母子保護法 保健所法　保健所保健婦の誕生
1938	昭和13年	12歳		国家総動員法	厚生省設置　国民健康保険法　国保保健婦の配置 所沢市に農村保健館開設
1939	昭和14年	13歳	4月仙台尚絅女学校入学。		
1940	昭和15年	14歳			第一回社会保健婦大会（大阪）国民体力法

1941	昭和16年	15歳		12月太平洋戦争	保健婦規則（保健婦名称・教育等制度等確立）　日本保健婦協会設立　厚生省に金子光技官採用
1942	昭和17年	16歳			国民医療法
1943	昭和18年	17歳	3月仙台尚絅女学校卒業。4月興健女子専門学校（聖路加女子専門学校を改称）入学。		
1945	昭和20年	19歳	7月休学。育児院を手伝う。保母資格取得。	東京大空襲　広島・長崎原爆投下　8月終戦　ＧＨＱによる統治開始	保健婦規則改正　ＧＨＱ公衆衛生福祉局設置
1946	昭和21年	20歳		日本国憲法	生活保護法
1947	昭和22年	21歳	3月東京看護教育模範学院（聖路加女子専門学校）に復学。		保健所法改正　モデル保健所設置　労働基準法　労働省設置　児童福祉法　教育基本法　学校教育法　栄養士法
1948	昭和23年	22歳	3月東京看護教育模範学院（聖路加女子専門学校）卒業。4月仙台尚絅女学院家政科保健教師。9月退職。9月仙台市第一保健所技師補（保健婦）。	世界人権宣言	保健婦助産婦看護婦法　開拓保健婦設置事業　厚生省に看護課設置　医療法　医師法　歯科医師法　予防接種法　優生保護法
1949	昭和24年	23歳	3月仙台市中央保健所技術吏員（保健婦長）。4月仙台市中央保健所開設。		身体障害者福祉法　日本脳炎大流行
1950	昭和25年	24歳		朝鮮戦争	精神衛生法　生活保護法　看護婦国家試験開始

西暦	年	年齢	年譜	社会情勢	保健医療福祉に関する事項
1951	昭和26年	25歳	3月国立公衆衛生院衛生看護学科課程（4か月）修了。	対日平和条約 日米安全保障条約 WHO加盟	結核予防法 児童憲章　保健婦助産婦国家試験開始
1952	昭和27年	26歳	5月厚生省保健婦助産婦看護婦審議会委員。	GHQによる統治終了	赤痢大流行
1953	昭和28年	27歳	7月仙台市吏員退職。 8月宮城県技術吏員。		らい予防法
1954	昭和29年	28歳	3月国立公衆衛生院正規看護学科課程（8か月）修了。 4月宮城県衛生部医務薬務課。 宮城県公衆衛生看護学校教務主任（開校準備）兼務。		
1955	昭和30年	29歳		神武景気	森永ドライミルク中毒事件
1956	昭和31年	30歳		国際連合加盟	厚生省看護課廃止され医務局医事課に吸収
1957	昭和32年	31歳	5月宮城県衛生部看護係長		
1958	昭和33年	32歳			新国民健康保険法　国民皆保険制度開始 学校保健法　ポリオ大流行
1959	昭和34年	33歳	8月厚生省保険局医療課技官（主査）。 基準看護の実態調査・策定案作成。 中央保健婦研修会・ブロック研修会実施。	伊勢湾台風	国民年金法
1960	昭和35年	34歳	二局長四課長通知作成「国民健康保険保健婦活動の業務指針」。 社会保険病院看護婦研修・看護学校開設。	高度経済成長 核家族化	二局長四課長通知 精神薄弱者福祉法　薬剤師法　薬事法 インフルエンザ大流行

1961	昭和36年	35歳			国民皆保険・国民皆年金達成
1962	昭和37年	36歳			社会保険庁設置　サリドマイド発症
1963	昭和38年	37歳	国庫補助金の国保保健婦と保健所保健婦との同額化。		老人福祉法　厚生省看護課復活
1964	昭和39年	38歳		新潟大地震 東京オリンピック	水俣病、イタイイタイ病、四日市喘息等の公害病多発
1965	昭和40年	39歳			母子保健法　理学療法士及び作業療法士法
1966	昭和41年	40歳		イザナギ景気	
1967	昭和42年	41歳			公害対策基本法
1968	昭和43年	42歳	第1回全国国保保健婦学術集会。		
1969	昭和44年	43歳		GNP世界第二位	寝たきり老人対策
1970	昭和45年	44歳	保健所問題懇話会に「国保保健婦地域類型別活動指針」を「大坂試案」として提案。	オイルショック	心身障害者対策基本法
1971	昭和46年	45歳	4月保険局医療課課長補佐。国保課老人保健医療対策室併任。中央社会保険診療協議会事務局／診療報酬改定作業等の医療保険制度の改正（健康保険法や国民健康保険法等）。 6月父鷹司死去　74歳。		環境庁設置　視能訓練士法
1972	昭和47年	46歳			老人福祉法改正、70歳以上の老人医療費の無料化決定　勤労婦人福祉法　労働安全衛生法

西暦	年	年齢	年譜	社会情勢	保健医療福祉に関する事項
1973	昭和48年	47歳	10月保険局国民健康保険課併任。 国保保健婦ステーション設置。	福祉元年 第一次石油危機	経済社会基本計画（高福祉・高負担）閣議決定
1974	昭和49年	48歳			雇用保険法
1977	昭和52年	51歳	7月老人保健医療対策室員。 国民健康保険保健婦の活動に関する指針。 先駆的実践的活動への国保助成金。 10月老人医療問題懇談会より意見書提出。		老人保健医療制度準備室設置
1978	昭和53年	52歳	4月公衆衛生局地域保健課保健指導室長。 4月国保保健婦の市町村保健婦への一元化。ヨーロッパ出張		国保保健婦の市町村保健婦への一元化 第1次国民健康づくり対策 国民健康づくり運動 アルマ・アタ宣言
1979	昭和54年	53歳	保健婦の海外研修開始。		
1980	昭和55年	54歳	1月厚生省勤続20年表彰。 4月全国市町村保健活動連絡協議会立ち上げ。		
1981	昭和56年	55歳	6月米国、カナダ出張。 12月厚生省退職。		
1982	昭和57年	56歳	3月全国母子健康センター連合会組織部長。		老人保健法　老人医療費の無料化廃止決定
1985	昭和60年	59歳	7月仙台基督教育児院理事・副院長。仙台基督教乳児院院長。 すくすく子育て電話相談。 7月宮城県公衆衛生協会理事。		男女雇用機会均等法

1987	昭和62年	61歳			社会福祉士及び介護福祉士法　精神保健法
1988	昭和63年	62歳	小松島自由大学。母子緊急相談事業。		
1989	昭和64年 平成元年	63歳	3月全国母子健康センター連合会組織部長退職。同連合会参与。4月東北福祉大学及び仙台白百合学園大学非常勤講師。		高齢者保健福祉推進10ヵ年戦略（ゴールドプラン）
1990	平成2年	64歳	小松島デイサービス事業。		看護の日
1991	平成3年	65歳	4月全国市町村保健活動協議会常任理事。	バブル経済破綻　中東湾岸戦争	育児・介護休業法　救命救急士法
1992	平成4年	66歳			老人訪問看護制度
1993	平成5年	67歳	はとぽっぽの会設立。		障害者基本法
1994	平成6年	68歳			地域保健法　新ゴールドプラン　エンゼルプラン
1995	平成7年	69歳	都市家庭在宅支援事業。子育てなんでも相談事業。	阪神淡路大震災　地下鉄サリン事件	精神保健福祉法
1996	平成8年	70歳	3月母子健康センター退職。3月全国保健センター連合会理事。		らい予防法廃止
1997	平成9年	71歳			介護保険法　言語聴覚士法
1998	平成10年	72歳			感染症予防法
1999	平成11年	73歳	6月全国市町村保健活動協議会常任理事・顧問。		ゴールドプラン21

西暦	年	年齢	年譜	社会情勢	保健医療福祉に関する事項
2000	平成12年	74歳			健康日本21　健やか親子21　児童虐待の防止等に関する法律
2001	平成13年	75歳	保健文化賞受賞（全国市町村保健活動協議会）。		厚生省を厚生労働省に改称　保健師助産師看護師法改正　名称改称
2002	平成14年	76歳			健康増進法
2003	平成15年	77歳			個人情報保護法
2004	平成16年	78歳	3月仙台キリスト教育児院副院長・丘の家乳幼児ホーム園長退職。		
2005	平成17年	79歳			障害者自立支援法
2006	平成18年	80歳			地域包括センター設置
2011	平成23年	85歳		東日本大震災	
2013	平成25年	87歳	全国市町村保健活動協議会退職。		
2014	平成26年	87歳	1月10日死去　87歳。死亡叙勲。		

＊その他、永年にわたって担ってきた役割に以下のものがある。
全国乳児福祉協議会副会長、日本予防医学協会評議員、日本骨粗鬆症財団評議員、全国老人クラブ連合会健康推進委員、宮城県精神保健審議会委員、宮城県公衆衛生協会常任理事、宮城県福祉事業団理事等。

主な引用・参考文献

・仙台基督教育児院八十八年史編集委員会編、仙台基督教育児院八十八年史 育児院88年のあゆみ、社会福祉法人仙台基督教育児院、1994
・仙台キリスト教育児院100年史編集実行委員会編、仙台キリスト教育児院100年史、社会福祉法人仙台キリスト教育児院、2006
・仙台基督教育児院編集、落ち穂ひろい「丘の家」から-大坂鷹司のメッセージ、　中央法規出版社、1992
・小松　啓・本田久市、シリーズ福祉に生きる50　大坂鷹司、大空社、2001
・田澤　薫、仙台基督教育児院史から読む育児院と学校、東北大学出版会、2009
・関東学院学院史編纂委員会、関東学院の源流を探る、関東学院大学出版会、2009
・日本看護歴史学会、検証―戦後看護の50年、メヂカルフレンド社、1998
・新納京子他、看護史年表第３版、医学書院、1991
・聖路加看護大学、聖路加看護大学50年史、聖路加看護大学、1970
・聖路加看護大学創立70周年記念誌編集企画委員会編集、聖路加看護大学の70年、聖路加看護大学、1990
・聖路加国際病院100年史編集委員会、聖路加国際病院の100年、2002
・聖路加看護大学大学史編纂・資料室編、聖路加看護大学のあゆみ、2010（2013改訂）
・中村徳吉、聖路加国際病院創設者トイスラー小伝、聖路加国際病院、1968
・聖路加看護大学、NURSING EDUCATION IN THE FAR EAST　Rockfeller Foundation Archives(1921-1930)、
・極東における看護教育、ロックフェラー財団紀要(1921-1930)より、1990、聖路加看護大学
・川島みどり他、一つの看護教育史1946-1953　東京看護教育模範学校で学んだ人々、健和会臨床看護研究所、1993
・金子光編、看護の灯高くかかげて：初期の看護行政、日本看護協会出版会、1992
・金子光、看護の灯高くかかげて金子光回顧録、医学書院、1994
・守屋研二、小林富美栄と看護　その歴史社会学的分析、看護の科学社、1997
・大西若稲、さい果ての原野に生きて　開拓保健婦の記録、日本看護協会出版会、1985
・グロウイング・ペイン、湯槇ます、日本看護協会出版会、1988
・仙台市北保健所、北保健所開設30周年記念誌、1979
・日本公衆衛生協会、保健所課の歩みを語る会、2000
・厚生省健康政策局計画課監修、ふみしめて五十年　保健婦活動の歴史、日本公衆衛生協会、1993
・奥山則子、島田美喜、平野かよ子、ふみしめて70年　老人保健法施行後約30年間の激動の時代を支えた保健師活動の足跡、日本公衆衛生協会、2013
・小栗史朗・木下安子・内堀千代子、保健婦の歩みと公衆衛生の歴史、医学書院、1991
・五味百合子編著、続続　社会事業に生きた女性たち-その生涯としごと、ドメス出版、1985
・ライダー島崎玲子、大石杉野編著、戦後日本の看護改革、日本看護協会出版会、2003
・全国市町村保健2001-9、1-2、全国市町村保健活動協議会、2001
・日本看護歴史学会、日本の看護の120年、日本看護協会出版会、2008
・保健師助産師看護師法60年史編纂委員会編、保健師助産師看護師法60年史－看護行政のあゆみと看護の発展、日本看護協会出版会、2009
・独立行政法人国際協力機構国際協力研修所、日本の保健医療の経験　途上国の保健医療改善を考える、2004
・高橋政子、写真で見る日本近代看護の歴史　先駆者を訪ねて、医学書院、1984
・大西若稲、最果ての原野に生きてー開拓保健婦の記録、日本看護協会出版会、1985
・大国美智子、保健師の歴史、医学書院、2008
・木村哲也、駐在保健婦の時代　1942-1997、医学書院、2012
・高橋政子、いのちをみつめて－ある保健婦の半生、ドメス出版、1995
・大森文子、大森文子が見聞きした看護の歴史、日本看護協会出版会、2003
・大坂多恵子、岩佐（現草刈）淳子、基準看護その後、社会保険旬報、NO.695、1960
・今津進子、大坂多恵子他、話しあい　最近の地域保健活動、保健婦雑誌22(12)、48-55、1966
・橋本正巳、大坂多恵子、地域保健活動と国保、公衆衛生31(6)、314-321, 1967
・崎川サン子、大坂多恵子、一本化問題の根にあるもの、保健婦雑誌25(5)、12-20、1969
・特集身分の一本化、保健婦雑誌25(5)、10-11、1969
・栗原キミ、大坂多恵子他、座談会農村婦人と語る、月刊地域保健2（2）28-63、1971
・大坂多恵子、市町村保健計画の進め方とその経験例、公衆衛生42(10)、662-665、1978
・大坂多恵子、老人保健対策と保健婦活動、月刊地域保健10（9）18-28、1979
・大坂多恵子、保健婦活動の動向、月刊地域保健10（9）130-136、1979
・土田武史、国民皆保険50年の軌跡、季刊・社会保障研究,Vol.47（3）244-256
・吉永靖子、大坂多恵子他、鼎談 プライマリ・ケアにおける母子健康センターの機能、助産婦雑誌38(5)　40-48、1984
・大坂多恵子、母子健康センターの活動、保健の科学26(12)816-821、1984
・全国母子健康センター連合会、資料　昭和55年度母子健康センター市町村保健センター活動状況調査／抜粋、助産婦雑誌　38(5)　49-54、1984
・竹村秀夫、過疎地域における母子健康センターの役割と業績に関する調査研究、日本総合愛育研究所紀要第9集102-113
・特集・国保保健婦の40年、保健婦雑誌42(3)、1986
・渡部幸子、木下安子、保健婦の歴史を綴ろう、保健婦雑誌42(7)、540-551、1986
・張　勇、健康長寿・長野県と保健指導員制度、長野県短期大学紀要56、29-40、2001
・日本生命保険相互会社、日本生命財団シンポジューム「みんなで助け合い、高齢者を支える地域づくり」、1994
・全国市町村保健活動協議会、地域保健活動支援の業績を評価1-2、全国市町村保健、2001
・小山高子、多田正子、他、野崎かね先生を偲んで、1999
・特集・これからの保健師、からだの科学増刊、2006
・地域保健、保健師はもっと遊びなさい。世の中を知り広い視点を持って欲しいのです、東京法規出版、2011.11

結城瑛子（ゆうき　てるこ）
聖路加短期大学専攻科・聖路加看護大学看護学科卒業、北里大学大学院前期・後期課程修了。聖路加国際病院、聖路加看護大学に勤務。横浜市立大学短期大学部・横浜市立大学医学部看護学科教授、人間総合科学大学保健医療学部看護学科教授を歴任。専門は小児看護学・基礎看護学。著書（共著）「家庭でできる介護のコツ」（株）エスエルタワーズほか。

保健活動半生記
～大坂多恵子の歩みとともに～

2014年7月8日　初版発行

著　者　結城瑛子
発行者　髙本哲史
発行所　株式会社　社会保険出版社
〒101-0064　東京都千代田区猿楽町 1-5-18
電話（03）3291-9841（代表）　振替 00180-8-2061
[大阪支局] 〒541-0059　大阪市中央区博労町 4-7-5
電話（06）6245-0806
[九州支局] 〒812-0011　福岡市博多区博多駅前 3-27-24
電話（092）413-7407
印刷・製本　大日本印刷株式会社

定価はカバーに印刷してあります。
落丁、乱丁のある本はおとりかえいたします。

ISBN978-4-7846-0277-3 C3036 ￥1800E